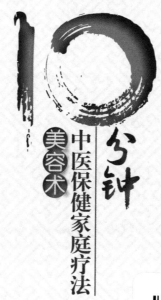

10分钟中医保健家庭疗法 美容术

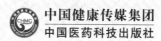

U0206479

主　编　郭长青　胡　波

编　委　王春久　杨　雪　舒　琦

　　　　王丽娟　周　帅　王　彤

　　　　陈烯琳　谢汶姗　付昕怡

中国健康传媒集团
中国医药科技出版社

内容提要

本书是《10分钟中医保健家庭疗法系列丛书》之一。全书共分为五章，分别介绍了面部美容护理术、身体皮肤美容术、头面美容保养术、肢体美容锻炼术和头发保养护理术等内容，附录部分则介绍了部分化妆品和美容食品。各部分内容均力求简便易懂，高效实用，并配以精美的插图，以求形象直观，便于读者理解运用，希望能给大众日常美容提供指导和帮助。

图书在版编目（CIP）数据

10分钟中医保健家庭疗法美容术 / 郭长青，胡波主编 . — 北京：中国医药科技出版社，2020.4

（10分钟中医保健家庭疗法系列丛书）

ISBN 978-7-5214-1602-2

Ⅰ . ① 1… Ⅱ . ①郭… ②胡… Ⅲ . ①美容－针灸疗法 ②美容－按摩 Ⅳ . ① R246.9 ② TS974.1

中国版本图书馆 CIP 数据核字（2020）第 026531 号

美术编辑　陈君杞
版式设计　锋尚设计

出版　中国健康传媒集团 ｜ 中国医药科技出版社
地址　北京市海淀区文慧园北路甲 22 号
邮编　100082
电话　发行：010-62227427　邮购：010-62236938
网址　www.cmstp.com
规格　710×1000mm　$^1/_{16}$
印张　11$^1/_2$
字数　148 千字
版次　2020 年 4 月第 1 版
印次　2020 年 4 月第 1 次印刷
印刷　三河市万龙印装有限公司
经销　全国各地新华书店
书号　ISBN 978-7-5214-1602-2
定价　42.00 元

获取新书信息、投稿、为图书纠错，请扫码联系我们。

总 前 言

　　随着社会的日益进步和人们工作生活节奏的加快，人们的生活状态和疾病谱发生了很大变化。社会生产力的提高使人们的物质生活得到了极大满足，同时紧张的生活节奏和工作习惯也使人们产生一系列健康问题，比如慢性疲劳、头痛、腰痛、胃痛等。为了帮助现代人使用最少的时间科学合理地解决这些问题，我们特别组织有关专家编写了这套《10分钟中医保健家庭疗法系列丛书》。

　　本套丛书共6本，包括《10分钟中医保健家庭疗法美容术》《10分钟中医保健家庭疗法健脑术》《10分钟中医保健家庭疗法疲劳消除术》《10分钟中医保健家庭疗法头痛缓解术》《10分钟中医保健家庭疗法腰腿痛缓解术》《10分钟中医保健家庭疗法胃痛缓解术》。为了增强此套书的可读性、实用性，我们尽可能做到文字通俗易懂，方法简便实用，内容充实全面，希望对广大读者有所裨益。

郭长青

2019 年 10 月

编写说明

　　美容是使容貌美丽的一门艺术。美容就是要使用各种方法达到养颜护肤，美化形体，延缓肌肤、形体衰老的目的。

　　美永远是人们追求的目标，美容自古有之。随着社会的进步和观念的更新，人们对美的要求越来越高，美容意识越来越强，但是，现代社会的快节奏又使很多人无暇去专门机构做美容，因此，我们特组织有关专家整理收集一些简单实用、操作简便且疗效较好的美容方法奉献给大家，希望能给大家的日常美容提供指导和帮助。

　　本书是《10分钟中医保健家庭疗法系列丛书》的其中一本，全书共分为五章，分别介绍了面部美容护理术、身体皮肤美容术、头面美容保养术、肢体美容锻炼术和头发保养护理术等内容，附录部分则介绍了部分化妆品和美容食品。各部分内容均力求简便易懂，高效实用，并配以精美的插图，以求形象直观，便于读者理解运用。

郭长青

2019 年 10 月

目　录

◎

Contents

第一章　面部美容护理术　001

第二章　　身体皮肤美容术　　　　　047

Chapter
{2}

第三章　头面美容保养术　069

Chapter
{ 3 }

第五章　头发保养护理术　　137

Chapter
{ 5 }

附　录

Appendix

Chapter
{ 1 }

第一章

面部美容
护理术

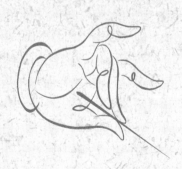

一、10 分钟脸部化妆术

（一）化妆工具

① 海绵　一块用以涂润肤剂，一块用以抹粉底及腮红，使用时稍稍弄湿再用。

② 化妆棉及化妆纸　用以混合、吸收及擦去抹多的化妆品。

③ 润肤剂　用于化妆时滋润皮肤。

④ 粉底　液态或面霜形态。

⑤ 腮红　腮红膏或腮红饼。

⑥ 眼影

⑦ 眼线笔

⑧ 睫毛膏

⑨ 洗眼液

⑩ 睫毛夹、睫毛刷

⑪ 遮瑕膏

⑫ 口红笔　红棕色或与自己相配的有色口红唇笔。

⑬ 口红　有亮光、缎光、雾面口红等，可根据个人喜好选择。

⑭ 散粉或粉饼

⑮ 化妆镜　便于眼部化妆及查看脸部化妆效果时使用。

（二）化妆前的准备

如果您在化妆台上摆全了化妆品，决定好了穿着的衣服，已将眉毛修饰整齐，则化妆很快就能完成，化妆品必须放在容易拿到的地方。瓶瓶罐罐的化妆品应该盖好（以免干掉），使用后得将化妆品放回原来的位置。

（三）化妆的程序及要领

1 净肤

不管是早上化妆或晚上化妆，得先将脸洗干净，上化妆水及润肤剂，再用海绵在整个脸上按抚均匀（按抚时的方向全部朝上），即使眼睑及唇部也得抹上润肤剂。通常将润肤剂称作粉底的"粉底"，用海绵涂抹润肤剂比较容易涂均匀，而且不易超量（而用手指不容易弄匀）。

2 上粉底

粉底是第二层皮肤化妆，是化妆品中极重要的一项，先涂上润肤剂再擦粉底就会快而容易。鼻子、额头、下巴、面颊等处先涂上大点粉底，再用海绵擦匀（用镜子照看一下颜色是否谐调均匀），因为粉底含有色素及其他成分，使用时得格外小心，海绵不能涂到的小地方，要用手指头或海绵边缘抹上粉底，眼睑及唇部仍得涂上粉底。同时查一下发缘及下巴上粉底是否也涂抹均匀，颈部也不可以忽略。如果脸上有雀斑、粉刺或黑眼圈时，该部位涂上第二层同色的粉底，但是得用手指薄薄擦上，不要擦得太厚。过量的粉底应用化妆纸擦去。眼睛及不容易涂到粉底的部位需特别再检查一次。

3 遮瑕

擦上粉底后，使用遮瑕膏。遮瑕膏有许多用途，可以遮掩黑眼圈，遮掩雀斑、青春痘等。虽然有许多化妆师先使用遮瑕膏再使用粉底，但一般人却主张先抹粉底遮掩一下，再以遮瑕膏遮掩第二层。最常犯的错误是选用了颜色不对的遮瑕膏，尤其是可怕的白色，白色遮瑕膏用于脸上会转为灰色，所以不能使用。有时在罐中看来较暗的遮瑕膏，效果反而比淡色遮瑕膏好。使用时以点状搓揉，不要一大片涂抹，才能涂得更匀称。必要时用化妆纸拭压一下过多的油脂，再抹上第二层遮瑕膏。从任何角度来看都得均匀混合，不可有深浅明显的界线。遮瑕膏尽可能薄抹，太厚会结块有裂痕，只能轻揉、薄敷，不可大力搓揉。如果皮肤极易吸收粉底，则以同一块海绵刷上腮红膏于颧骨上，往太阳穴方向抹去（均匀涂抹）。化妆品上的各种色彩应如大自然的花朵，自然地混掺在一起。有人喜欢在头发边缘和鼻梁上稍抹一些腮红膏，可以使脸色看起来更健康。

4 眼妆

强调眼妆是因为眼部是化妆的重点，它会使整个妆饰有美的效果，也正因为这样，在化妆眼部时要格外用心费力。用好的洗眼液洗眼睛，在欧洲普遍受妇女欢迎，希望我国妇女也来效法。化妆前以洗眼液洗眼睛，可使疲惫、布满血丝的眼睛得以清爽舒服。使用洗眼液后再以睫毛夹夹一下睫毛，如果使用方法正确，睫毛会显得更浓更长。洗眼液及睫毛卷均使用于化妆前，如果搽上睫毛膏及粉底后才使用，会弄脏整个妆面。眼影笔可以使妆化得较迅速些，但是使用上仍得十分小心。眼睛部位的皮肤最脆弱，有时即使只轻轻抹上眼影，亦会伤及皮肤。选一种与眼睛相称的眼影，持一化妆镜，眼睛稍往下看，在眼窝处涂上眼影，再以手指、小棉棒或眼影刷涂匀，眼影颜色由浅到深，自然过渡，无明显分界线。再往上看，下眼睑自眼尾至中央部位涂上同色眼影，整个眼睛会看起来大而明亮。如果想用眼线笔使眼睫毛看起来更浓密，请以点状描上眼线。自眼角至眼尾1/4部位（睫毛真正开始生长的地方）开始描，使用小棉棒涂上使之混匀。先涂上眼睑，再涂下眼睑，不要担心涂不均匀，只要擦上睫毛膏及张开眼睛，这些小问题均可迎刃而解。将眉毛修好，以眉笔描上，再用眉刷往上刷。描眉型时，两端不要涂得太浓，看起来比较自然即可。

睫毛膏使用两次则看上去眼神较明亮，睫毛看起来较长较浓。使用睫毛膏后，用睫毛刷将睫毛稍稍刷开。第一层睫毛膏干后立即涂上第二层，这样不但容易涂上，而且不易粘在一起。

⑤ 唇部修饰

修整唇形，并非将唇形真正修改，而是正确使用化妆品使缺陷较不明显。使用与唇膏同色系稍深色的唇笔描画嘴唇外形，可防止唇膏外溢，使嘴唇有形，可稍助唇部的美观。如果上唇太薄，请先以相近的唇笔描嘴唇外形，再涂上口红混匀，看起来上唇就比较丰满了。最后再搽上亮光口红，微微合住嘴唇，可使唇膏涂得更均匀。最后均匀蘸取散粉或粉饼，可在鼻子、额头等处轻拍，唇部、面颊及眼部任其保持明亮，不用拍粉。

您花上10分钟化妆，定会有其效果。不要刻意以化妆来改变外貌，化妆品应该用以表现自己最美的部位。如果您有心应用，您会变得更加美丽和自信。

二、10分钟脸部淡妆术

（一）化淡妆的基本要点

化淡妆的程度有不同：一种淡妆，用很少的化妆品，薄薄地涂上一层，自己美了，但别人却看不出来；另一种淡妆，是稍微化一下别人看得出来，整个脸上的色彩也很谐调。化淡妆，红的地方不要太红，如腮红，就不要用特别鲜红的红颜色，看上去，比较暗淡的红色涂到脸上就有光彩了。描眼睛也只是在靠近睫毛的地方轻轻地描一下，好像是自己原来长出的黑睫毛，这样看起来就很好看。

（二）化淡妆的具体步骤

1 用冷水洗脸

如果您用温水洗脸，应该用温水洗后再用浸过冷水的毛巾敷一下，冷水敷后可以使毛孔收缩，肤色恢复正常，然后照镜子，决定哪些部位为重点修饰部分。

2 全脸涂上护肤品，并轻轻按摩

按摩的顺序是：

1 按摩太阳穴。轻轻按摩，动作为小圆圈状，时间1分钟。

2 按摩眼皮。从眼内侧开始，将上眼皮沿眼球向太阳穴拉伸，共做5次。换下眼皮也做5次，持续半分钟。

3 按摩前额。从眉心开始，将皮肤向上拉伸，直至头发根部，然后往下按摩两侧太阳穴，共做1分钟。

4 按摩脸颊。按摩动作为小圆圈状，从下巴颏开始，沿下颌向嘴角升高，然后到耳朵根，再到鼻子底下，最后到颧骨，持续半分钟，结束时捏脸颊。

5 按摩鼻子。从鼻梁开始，向下按摩到鼻孔，然后往上按摩至颧骨。这一节可使鼻唇沟皱纹消失，持续半分钟。

6 按摩颈部。从下巴开始，沿前脖颈下方向上，然后沿耳朵根按摩半分钟。

③ 打粉底

脸色青白或带黄黑的，宜打粉底调整脸色。如果本来的脸色已相当红润，就不必再打粉底了。打底时，先把粉底霜或粉底膏划在两颊、额、鼻梁中心，然后用粉扑轻轻地抹开，并抹匀面部各处。抹粉底一定要薄而匀称，避免深一块浅一块。特别要注意脸与颈部的连接处，一定要修淡，不要形成"脸谱"，操作1分钟。

④ 画眉

不是每个人都需要画眉，也不是一定要把眉整个都画一遍。如眉过淡、过碎，只用眉笔画得连贯些即可；如眉过重、过粗，需要修淡、修细一些；断眉处要适当补接上，操作1分钟。

⑤ 抹腮红

在两颊处抹上一层薄薄的腮红，但要注意均匀，有层次，操作1分钟。

⑥ 涂口红

白天宜涂得淡些，夜晚可稍重些。年轻姑娘宜选淡色或桃红色，中年妇女可稍重些，给人以端庄大方的感觉。

三、10分钟护肤美容术

护肤美容主要是通过清洁皮肤，整理皮肤，营养和滋润皮肤，光滑皮肤4个步骤来完成，可达到护肤美容的目的。操作中主要是靠化妆品来实现。

（一）清洁皮肤

1 用品的选择

清洁皮肤是护肤美容的第一步骤，所需的洗脸用品有：洗面霜、洗面乳、洗面皂等。主要功用是去除污垢（近来大气污染异常严重），消除旧的角质，促进新的角质出现，以及洗去原来的化妆品。

洗脸用品，尤其是保护皮肤用的，一定要依所护皮肤类型选择，因为各种不同的产品是根据各类皮肤的需要研制而成的。

普通皮肤适用的洗脸用品，通常使用油性的，也就是洗面霜，因为对普通皮肤最重要的就是不使其因洗脸而受伤。

干燥皮肤和普通皮肤一样，通常也以洗面霜最为理想。

油性皮肤适用的洗脸用品以水性为佳，也就是乳液类。洗面皂也最适合油性皮肤及长有慢性粉刺的人。对油性皮肤而言，最重要的是清除过多的油脂和角质。

2 操作方法

洗脸时多用温水，以便使洗脸用品活性增强。用完洗脸用品后，用温水将洗脸用品洗去，然后再用冷毛巾敷一下，一般1分钟左右即可。

（二）整理皮肤

护肤的第二步骤是整理皮肤，即收敛皮肤。整理皮肤一般多采用水性的化妆品，也就是化妆水。

化妆水的功用，是将洗脸后未冲洗干净的洗脸用品彻底清除，给予皮肤爽快的刺激，同时使毛孔收缩，使皮肤获得健康的光泽。

普通皮肤用的化妆水，大部分都含酒精，可收敛毛孔，使皮肤复苏。最理想的化妆水，能彻底去污，使得皮肤在下一步骤顺利获得滋润和营养。

干燥皮肤用的化妆水，酒精含量极微，甚至根本没有，目的是防止皮肤变得更粗糙。干燥皮肤以选择能柔软皮肤的化妆水为好。

油性皮肤用的化妆水与普通皮肤用的化妆水相同，能洗净洗脸用品的残余部分，其中的酒精成分能收敛毛孔，使皮肤容易获得滋润和营养，让化妆品可顺利涂上，并保持长时间不掉妆。因油性皮肤会发出亮光，最易破坏化妆，应特别注意选择油性皮肤用的化妆水。

整理皮肤的方法，是用化妆水清理皮肤，去除残留污垢。

（三）滋润和营养皮肤

护肤的第二个步骤是滋润和营养皮肤。

滋润皮肤的化妆品分为早上和晚上用的两种。早晨用的乳液可使皮肤在上妆前得到滋润和保护；夜间用的油质营养面霜，可保持滋润的平衡，使皮肤柔和并获得营养。

普通皮肤的人，早晨要用能保持皮肤滋润平衡和弹性，使皮肤光滑容易上妆的化妆品；晚间要用使皮肤保持平衡的化妆品。

干燥皮肤的人，早晨要用能掩盖皮肤，保护皮肤使其不受外气伤害，有滋润皮肤功效的化妆品；夜间要用使皮肤能获得营养，恢复平衡的化妆品。

油性皮肤的人，因皮肤平衡不佳，出现多余的油脂，因此要设法抑制油脂，消除过多的光泽，给予必要的滋润。早晨要选择和普通皮肤一样的，能使上妆容易的化妆品；夜间要用能消除过多的油脂，同时能给皮肤滋润和营养、恢复平衡的化妆品。

滋润和营养皮肤的方法，是将化妆品涂抹在个脸上，并轻轻按揉，持续1分钟。

（四）美肤按摩

护肤的第四个步骤是美肤按摩。

按摩有使皮肤复苏之效。按摩霜具有清洁效果，且能给皮肤以刺激和营养，同时收敛毛孔，促进血液循环，按摩方法见有关章节。面部和肢体一样需要运动，操作持续7分钟。

四、10分钟护肤美容敷面术

（一）敷面的目的

面膜是现代化妆品中最重要的发明之一，它使人们免除了亲自挤压水果，自制面膜的烦恼。

敷面的主要目的，是使皮肤获得刺激；排除废物，予以净化；让皮肤吸收营养得以复苏。

通常敷面在一星期中做1～2次，每次敷面时间10分钟左右。

（二）面膜的选择

按照目的划分，面膜可分为下列数种：

① 刺激皮肤的面膜

促进血液循环，使新陈代谢旺盛，皮肤可变得新鲜有活力。各种皮肤都适用。

② 冷却发热皮肤的面膜

适用于晒太阳的皮肤。其作用为消除皮肤的炎症，使皮肤凉爽。敏感皮肤也适用。

③ 收敛皮肤的面膜

主要用于油性皮肤。可收敛张开的皮肤毛孔，逐渐把皮肤变得细腻。

④ 滋润皮肤的面膜

可增加皮肤弹性并供应营养。由于具有防止干燥之效，特别适合于干燥皮肤使用。

⑤ 治疗粉刺的面膜

对受到粉刺困扰的皮肤最有帮助。

⑥ 消除黑斑或雀斑的面膜

具有漂白的效果，尤其对日晒后出现的黑斑、雀斑特别有效，但需长期使用，斑纹才会逐渐褪去。

混合型皮肤，要使用两种不同的面膜，例如，对平常容易成为油脂性皮肤的部位，要用能收敛的面膜；其他部分，再根据需要敷上其他类型的。又如，皮肤发生病变或因气候变化而变化时，最好也要改用不同的面膜。

面膜中含有许多天然成分，最常用的就是蜂蜜（对不光滑的皮肤能给予刺激，同时可以消除角质，供给营养），其次是蛋白（能快速使皮肤紧张）、柠檬（能冷却发热的皮肤，带来清爽感）。

（三）操作方法

① 洗脸去污

洗脸去污半分钟，化妆水洗脸半分钟，滋润皮肤1分钟，涂上护肤化妆品。

② 敷面8分钟

用指尖或镊子在脸上、脖子上覆盖一层薄薄的敷面剂，不要将眼圈和嘴也盖上，这两个部位较脆弱，容易发炎。（图1-1）

这时可翻翻杂志，听听音乐或索性泡在浴缸里。因为敷面本来就有放松精神的目的，如果脸上敷了营养剂，却还马不停蹄地忙着家务事，效果可能就要减半了。敷面对女性来说，不应有精神压力，而且要把它当作一大乐事。

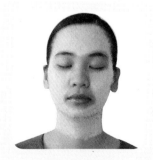

图1-1　敷面

五、10分钟消除面疱敷面术

（一）面疱的成因

黑头面疱是腺体分泌的油脂，常常因过多地长在脸上，而使面部皮肤非常难受，它如果停滞在毛孔里，超过8小时没有清除，空气碰到油脂，油脂被氧化，就多了一粒面疱。

（二）敷面祛疱法

方法 **1**

把蜂蜜稍加温，涂敷在脸上，轻轻地拍打面部，造成一种压力，使血液浮在表面，能清洁皮肤的表层。涂敷9分钟。

然后用温水轻轻洗1次，再用冷水洗1次。

方法 **2**

将面粉、蜂蜜和1个蛋清混合，用它作为按摩霜，用来按摩脸部9分钟。一般多顺着肌肤的纹理、肌肉的走向进行按摩，然后用温水洗净。

方法 **3**

洗好脸以后，按1份醋，8份水调成洗脸液，拍在脸上，轻拍1分钟，这是治疗面疱的好方法。

六、10分钟消除粉刺牛奶营养术

（一）粉刺会长期留在脸上

粉刺是非常令爱美的女性烦恼的皮肤病，更可恨的是它偏偏长在脸上，短的几年，长的甚至十几年、二十几年，使人非常苦恼。

（二）清除粉刺的方法

这里介绍几种用牛奶调理的方法，您不妨试一试。

方法① 鲜牛奶加热，渗入少许柠檬汁液，以棉花蘸湿轻拍在脸上10分钟后用温水洗净。适合于油性与暗疮性皮肤。

方法② 把牛奶、蛋清搅拌，呈松软泡沫状，再加一个柠檬（绞汁）与适量玫瑰水轻拍在脸上，10分钟后，用温水冲洗，能有效改善肤况，使暗疮消除。

鲜牛奶半杯煮沸，待其温热后，以棉花蘸湿轻搽于脸上，进行面部按摩，轻轻揉动皮肤，牵张皮肤，牛奶渗入毛孔软化黑头粉刺，再用清水洗去，轻轻地用手将黑头粉刺挤出即可。

七、10分钟入浴前蜂蜜护肤术

（一）蜂蜜有丰富的营养成分

蜂蜜是由蜜蜂从花里采集的花粉制成。蜂蜜的营养价值是很高的。

蜂蜜的主要成分是葡萄糖与果糖，葡萄糖比蔗糖容易消化吸收，能立刻转变成活动能量。

蜂蜜中还有钙质、维生素B_1、维生素B_2、维生素B_6、维生素C、维生素K、叶酸、凡特丁酸等丰富的维生素。

（二）蜂蜜护肤的方法

在沐浴之前，用蜂蜜遍涂全身，尤其是脚底、膝盖、手、肘等部分要多一点。

10分钟后，进入浴缸中浸泡，然后再用肥皂洗一遍，洗完澡后会觉得全身滑腻如凝脂。古埃及艳后克里奥波波拉，便是以蜂蜜牛奶沐浴。

八、10分钟蜂蜜营养敷面术

（一）蜂蜜是营养敷面的理想用品

供给皮肤养分使它具有弹性，即所谓的"营养敷面"。蜂蜜便是最理想的用品。蜂蜜对于皮肤没有刺激性，但在保养皮肤上却有十分突出的效果。蜂蜜有异味，加入几滴柠檬汁，可以减少异味。

（二）蜂蜜营养敷面的方法

方法 1

蜂蜜是最大众化的敷面剂。把蜂蜜加在麦粉之中，搅拌成糊状，洗脸后敷于脸部，10分钟后用温水洗掉。麦粉中含有B族维生素、酵母，是上乘的敷面剂。

方法 2

将苹果煮沸、捣碎，加入蜂蜜与乳脂，制成润面膜膏。敷面时，苹果内所含果胶与蜂蜜、乳脂的特质混合，可令肌肤雪白细腻。

方法 3

香蕉捣碎，与乳脂、酸牛奶、蜂蜜混合搅匀（干性皮肤者，加入蛋黄1个）制成润肤剂，涂擦于脸上，10分钟后用温水洗净。

九、10分钟鸡蛋营养敷面术

（一）鸡蛋可做营养面膜

护肤面膜是一种面容健美的佳品，自己可以制造出各种各样的美容面膜。鸡蛋是很好的营养食品，用鸡蛋的不同成分做成不同的营养面膜，对不同性质的皮肤具有不同的营养作用。

（二）不同鸡蛋面膜的敷面法

方法 1

蛋清面膜：这种面膜可以防止面部皮肤松弛、衰老，一般多用于多脂皮肤。此面膜用料简单，可以用蛋清直接涂在面部、颈部。如果皮肤干燥，可事先掺入各种防干燥皮肤的营养膏；对油性皮肤可以往蛋清里加进酒精，每一个鸡蛋清加入10滴酒精，也可以加进一勺柠檬汁。过10分钟后，用温水洗去。皮肤干燥者，事后可以涂上一层薄薄的护肤膏。

方法 2

蛋黄蜂蜜面膜：有利于皮肤干燥者和普通皮肤者，能防止面部皮肤皲裂和皮肤衰老。这种面膜中含有维生素、氨基酸、脂肪酸和其他营养物。

配制方法是，将一个蛋黄，一勺蜂蜜，还可以加进一勺植物油（橄榄油、桃仁油、玉米油），搅拌均匀待用。使用前先将面部涂上护肤膏，然后再涂上3层面膜，10分钟后用温水洗去。

十、10分钟搽功能类化妆品的美容擦脸术

（一）注意事项

化妆品中的有效成分，一般可以通过皮肤表皮被吸收。但皮肤对水溶性物

质吸收能力较小，油溶性物质易被吸收。

一般情况下，人体皮肤表面的角质层对皮肤吸收功能类化妆品的作用是有一定阻碍的，因此在搽用化妆品前，必须把脸上的油泥洗涤干净。此外，脸部若有伤口未愈等情况，不能使用。

在脸上搽此类化妆品的时候，为了提高功效，使膏体中的有效成分渗透到脸肤内部，在搽粉以后，最好用手心在脸上进行按擦式的擦抹。例如：用干净的手心在脸上离心性地、轻轻地加力反复摩擦，使面部皮肤由硬变软、变柔和，使有形物质化为无形，并疏通脸部气血，有效地增强药物的渗透能力。

（二）操作方法

在搽化妆品的时候，可配合10分钟美容擦脸法进行。因脸部有很多穴位，进行美容擦脸能够刺激这些穴位，有助于有效成分透入表皮。长时间进行，还能提高机体的抵抗力，预防感冒及神经衰弱等疾病，还可使人的脸部皱纹变浅、减少，达到美容的效果。

具体做法是：先按常规洗脸，接着用手巾擦干，在抹上化妆品以后，可依次在下述部位稍用力揉擦，每一部位擦2分钟左右，以提高化妆品的药效。

1 双侧颞窝

此部位有太阳穴，揉擦后还可防治头痛、眼疾，并能强身。

2 前额部

此部位有阳白穴、印堂穴，揉擦后还可防治面部神经麻痹、高血压、眩晕、鼻炎等症。

3 眉、鼻翼两侧、口角、颌面部

这些部位有睛明、迎香、地仓、水沟、承浆等穴位，揉擦后还可防治眼鼻疾患、眩晕、感冒、神经衰弱、面神经麻痹等。

④ 甲耳部

耳郭上有身体各部位、各器官的反射区，恰似一个倒人形。稍用力揉擦耳部以刺激各反应区，还可防治感冒、气管炎，并能增进食欲，减轻腰腿疼痛等。

⑤ 后头顶部

此部位有风府、哑门、天柱、风池等穴位，揉擦后还可防治头痛、牙痛、感冒、颈项痛、眼鼻疾患、神经衰弱等。

十一、10分钟预防眼周围小皱纹的指压术

（一）眼周围小皱纹的成因

有些人怕笑的太多会增加小皱纹，而常以无表情的面孔待人，其实不然。经专家研究发现，眼睛周围之所以容易产生小皱纹，是皮肤水分较少，皮肤过分干燥所引起的。所以防止小皱纹产生的方法，应该不是抑制笑容，而是给予这一部分滋润营养。

（二）操作方法

具体的操作方法是，用软性化妆水在眼睛周围施行指压术，指压的目的是使眼周围的皮肤不被拉紧。

指压顺序是：

1 把脸及双手洗净，双手浸泡软性化妆水，至完全湿润为止。大约花费2分钟时间。

2 指压眼窝周围2分钟。

3 指压眉毛下到眼尾2分钟。

4 指压眼角到下眼皮部位2分钟。

5 眼周围重复指压2分钟。

6 再涂些眼霜，指压结束。

十二、10分钟推迟鱼尾纹产生的美容术

（一）鱼尾纹产生的时间可以推迟

眼皮最容易暴露人的年龄，尤其是女人。人到了一定年龄后，由于皮下脂肪减少，肌肉弹性衰退，便会使外眼角产生"鱼尾纹"。不过，鱼尾纹产生的时间是可以人为地向后推迟的。

（二）推迟鱼尾纹产生的方法

❶ 按摩眼皮

通过按摩，可增强血液循环，提高对眼部皮肤的供氧量，并可延长青春。

操作方法：用一只手按住太阳穴，另一只手由外眼角向里轻轻做螺旋式按摩，边按摩边向内眼角移动，每次3分钟，力度要适当，不可过重。

❷ 按压眼眶

用双手的3个长指先压眼眉下方3次，再压眼眶下方3次。按压3分钟，按压后眼睛感觉格外明亮。

❸ 眼肌运动

采用眼体运动锻炼肌肉，使其长期保持弹性。

操作方法：眼珠连续做上下左右转动，或连续做W状转动，每次2分钟。

❹ 营养法

配制鲜牛奶、奶油和白糖混合剂，用纱布蘸涂擦眼周围。

上眼皮从前往后，下眼皮从后往前，每次2分钟。

（三）辅助保健方法

① 眼睛近视者要及时配戴眼镜。

② 从事有害眼睛的工作时，要戴防护镜。

③ 少描眉、画眼皮，以减少化妆品带来的刺激。

十三、10分钟莎芬美容术

这是美国美容专家M.J.莎芬发明的10分钟美容法。

（一）去额头"川"字美容法

合掌抵额中，拇指根侧部上下按摩额中1分钟。（图1-2）

（二）去皱美容法

食、中指合拢按眉宇中部，揉压推拉1分钟。（图1-3）

（三）鱼尾纹去除法

四指合拢，拇指掌根部抵颊外侧，朝上、向外压按摩1分钟。（图1-4）

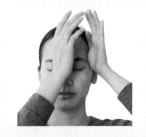 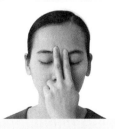 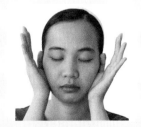

图1-2 去额头"川"字美容法　　图1-3 去皱美容法　　图1-4 鱼尾纹去除法

（四）颊面丰润法

闭上嘴唇撅紧嘴右歪、左歪1分钟。（图1-5）

（五）上眼睑美容法

四指合掌顶抵眉骨处，力图闭合上眼睑1分钟。（图1-6）

（六）下眼睑美容法

食指、中指抵按两眼眶的外缘，向下压并用力闭上眼睛半分钟。（图1-7）

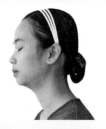 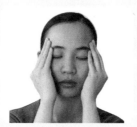 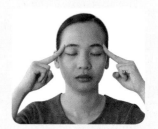

图1-5 颊面丰润法 　　图1-6 上眼睑美容法 　　图1-7 下眼睑美容法

（七）眼睑肌合闭法

食指抵眼外角，中指按眉骨拱顶处2.5厘米，向上推、拉，然后"开——闭"上下眼睑半分钟。（图1-8）

（八）腮鬓紧升法

四指合拢，小指掌根部抵颊外侧，朝上、向外压按摩1分钟。（图1-9）

（九）樱唇健美法

拇、食、中指三指做按捏状，按揉捏左、右上下唇1分钟。（图1-10）

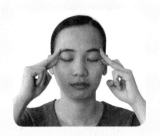 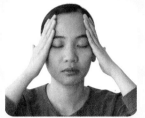 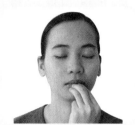

图 1-8 眼睑肌合闭法　　　图 1-9 腮鬓紧升法　　　图 1-10 樱唇健美法

（十）嘴侧去皱法

发音练唇肌，发"啊、噢、咿、呜"音。唇贴牙齿，嘴形成"噢"，上下颌尽力牵拉嘴唇肌，使之坚韧，伸展半分钟。（图1-11）

（十一）紧收双下巴

右手指按颈中部（咽喉处），以周围运动向左、朝上转动，指头触抵右耳下为止。返回再向左耳移动半分钟。（图1-12）

（十二）消除双下巴

仰首开合两颌：仰首合颌闭嘴，拉紧下巴肌，指捏皮下脂肪层，由上而下摩擦1分钟。（图1-13）

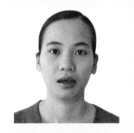 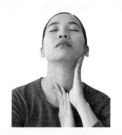 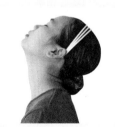

图 1-11 嘴侧去皱法　　　图 1-12 紧收双下巴　　　图 1-13 消除双下巴

十四、10分钟按摩美容术

（一）按摩的美容机制

按摩可以促进局部和周身血液循环，供给皮肤养料和氧气，使细胞再生能力增强，平衡体内水分，排除废物和二氧化碳。同时，使皮下组织得到充分运动，可以清除在表皮上的死细胞，促进皮肤的新陈代谢。长期坚持按摩，面部皮肤会变得红润而有光泽，并且可以预防和消除面部皱纹。

要掌握正确的按摩术，首先要了解面颈部肌肉、气管、神经的解剖结构。要注意皮肤的纹理、肌肉的起止点、血管和淋巴管的运动方向，依解剖部位及生理基础设计按摩手法，方能收到良好的效果。

（二）按摩的基本方法

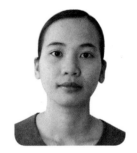

按摩首先要做好准备工作，先洗净脸和双手，端坐舒适，解开领扣，暴露面颈部，放松面部肌肉。（图1-14）

按摩时手的按摩方向依部位不同而异，具体方向如下。

图 1-14 按摩美容准备工作

① 先从颈部开始，然后从下颌而至两颊，宜向上向外1分钟。（图1-15）

② 围着嘴部的周围轻轻按压而上，轻而徐缓，可以起到避免嘴角下垂的作用，按压2分钟。（图1-16）

③ 轻轻按、拍两颊的肌肉，每日2分钟，可以使肌肉肌张力增强，不易松弛。

④ 鼻梁宜上下按摩。（图1-17）

　然后从鼻翼两侧外展按摩几十次，持续3分钟，可以使脸部光滑红润。（图1-18）

⑤ 按摩眼部，力度要轻，在眼的周围打圈。眼部的皮肤特别细嫩，宜用肤霜来按摩，持续1分钟。（图1-19）

⑥ 额部容易出现皱纹，宜用手轻轻地向上推动，然后从额部中央向两旁成圈状按摩1分钟。（图1-20）

⑦ 洗净双手，结束按摩。

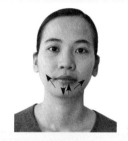

图 1-15 从下颌而至两颊

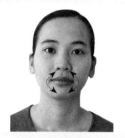

图 1-16 上按压嘴角

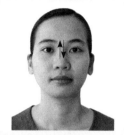

图 1-17 摩鼻梁

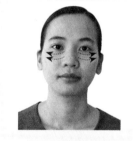

图 1-18 从鼻翼两侧外展

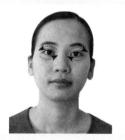

图 1-19 按摩眼周

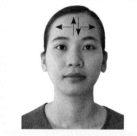

图 1-20 从额部中央向两旁成圈状按

十五、10分钟经穴按摩美容术

（一）经穴按摩的美容机制

经穴按摩术是极古老但目前仍被广泛采用的有效的保健医疗方法，在皮肤美容学方面也备受重视。因为它不需特殊设备，而是用简单的手法揉搓压迫皮肤及特殊部位（穴位），以改善皮肤血液淋巴循环，调和气血，兴奋神经，增强皮肤和肌肉的张力，从而达到抗病、防皱、延缓衰老及治疗损容性皮肤病的目的。

要掌握正确的经穴按摩术，除要了解面颈部肌肉、血管、神经的解剖结构外，还要掌握中医的经穴。一般要注意皮肤的纹理，肌肉的起止，血管、淋巴管的走行方向，以及经络穴位的位置及功能。

（二）经穴按摩的基本方法

每天自己进行10分钟按摩面部皮肤，可以保持皮肤血液循环良好，使皮肤光滑、润泽、少皱纹。首先要洗净脸部和双手，端坐舒适，解开领扣，暴露面颈部，放松面部肌肉，接着用双手四指和手掌按以下顺序按摩皮肤。

---

1 额颞部　　按摩用轻揉法，从额中发际的印堂穴至太阳穴，2分钟。

---

2 上下眼睑　自目内眦睛明穴到目外眦瞳子髎穴，轻轻按揉1分钟。

---

3 鼻颊部　　自鼻两侧经迎香穴绕到口角地仓穴，轻轻按压2分钟。

---

4 上下嘴唇　先由水沟穴到地仓穴，再由承浆穴到地仓穴，轻轻按摩2分钟。

---

5 下颌部　　自颊部到耳下颊车穴，轻轻按摩2分钟。

---

6 侧颈部　　自耳后翳风穴到肩部肩井穴，按摩1分钟。

按上述顺序，每部位按摩1～2分钟，早晚各1次，最少每晚睡前一次，持之以恒，必可收效。

十六、10 分钟避免或减少皱纹的美容按摩术

（一）皱纹产生的原因

人之所以产生皮肤皱纹，多是由于年龄的增长，皮肤出现老化现象和皮肤运动扩张所致。

因此，尽量减少不必要的脸部皮肤运动，能避免产生和减少皱纹。一个人在狂笑或者高声喊叫时，皮肤呈现最大限度扩张，年轻的皮肤弹性好，在不笑时皮肤很快收紧复原，而一个年纪稍长的皮肤就不容易复原了，这样皮肤运动的次数多在原先平整的皮肤上就会使大笑时留的痕迹逐步加深，最后变成皱纹。奉劝诸位爱美的姑娘，增强本身的修养，切忌那种失态的大笑大嚷，面部表情自然放松，不仅能给人以美感，而且能胜过最好的减少皱纹的灵丹妙药。

规律性的美容按摩，能改善皮肤的韧性和容貌。本文所说的这种面部按摩也是一种非常有效的方法，如果您持之以恒，不仅使面部肌肉更坚实，还可以促进血液循环，加强血管组织的功能。

（二）避免或减少皱纹的按摩方法

细心地把脸洗净之后，涂上滋养皮肤的润肤油，便可以做这种简便的按摩了。方法和步骤如下：

1 ▶ 把头发放在后面去，用带子系好，把润肤油涂在脸上，操作1分钟。

2 ▶ 用双手的手心把润肤油从脖颈涂至下巴，用双手手背交叉轻轻拍打颏下皮肤2分钟。

3 ▶ 用两手的指尖，从下巴中间开始，至两侧耳垂下止，按摩1分钟。

4 ▶ 用两手食指放在鼻子两旁，轻轻地滑过面颊直至太阳穴处，持续按摩1分钟。

5 ▶ 把两手指尖放在鼻梁上，向上经过前额做曲线运动，持续2分钟。

6 ▶ 两手的中指涂上一点油，向上沿眼睑周围运动。把油轻轻拍在眼睛四周，持续1分钟。

7 ▶ 用小块纸或棉花一面继续做向上、向外的按摩动作，一面去掉多余的油脂2分钟。

8 ▶ 用冷水洗脸，结束按摩。

十七、10分钟轻拍面部皮肤的美容按摩术

（一）轻拍面部可容光焕发

欲使脸面容光焕发，红颜常驻，给人一种年轻、充满青春活力的外貌，每天早晚抽暇做10分钟自我脸部按摩，便可收到最佳效果。做脸部按摩时，要注意节奏和手势，一气呵成。

（二）操作方法

1 将脸洗净，然后施用护肤按摩霜（若没有此霜亦可不用），轻轻地拍打整个脸部和颈部，使皮肤慢慢从松弛中活跃起来，轻轻拍打2分钟。

2 采用捏的方法，在脸部从上至下轻捏，促进血液循环，收紧脸部肌肉，轻捏2分钟。

3 轻叩眼睛和额角，以激发这些最易起皱纹部位的活力，轻叩2分钟。

4 快速轻拍前额2分钟，防止形成皱纹。

5 再次轻拍脸部和颈部，恢复脸部光彩，轻拍2分钟。

6 洗去按摩霜，结束按摩。

十八、10分钟经脉刺激美面术

（一）经脉刺激美容的机制

根据中医经络学说理论，人体十四经腧穴，特别是十二经脉在四肢肘膝关节以下的腧穴，不仅能治疗局部病症，而且还可以治疗本经循行的远隔部位的脏腑、组织、器官的病症，有的甚至有影响全身的作用。人体面部足阳明胃经、足少阳胆经、足太阳膀胱经的起点，是手阳明大肠经、手少阳三焦经、手太阳小肠经和督脉的终止部，因此对这些部位进行适当的刺激，能有效地消除面部皱纹。

（二）经脉刺激美容的方法

预先准备一把毛刷，刷毛要软硬适中，太软刺激性差，太硬易损伤皮肤。

1 自然呼吸，情绪安定，思想集中，排除杂念。

2 以毛刷轻刷上述经脉在四肢和躯干的循行部位各10次。

刷足阳明胃经是从脚腕前侧开始，到小腿前侧，再到大腿前侧，再到前腹。再到前胸；刷足少阳胆经是从脚腕外侧开始，再到小腿外侧，再到大腿外侧，再到腹侧，再到胸侧腋下；刷足太阳膀胱经是从脚腕后侧开始，再到小腿后侧，再到大腿后侧，再到后腰，再到后背；刷手阳明大肠经是从手腕前侧开始，再到前臂前侧，再到上臂前侧；刷手少阳三焦经是从手背开始，再到前臂的外侧，再到上臂的外侧；刷手太阳小肠经是从手腕后侧开始，再到前臂后侧，再到上臂后侧；刷督脉是从腰骶正中开始，到腰正中，再到背正中，再到顶部。六阳经有左右两侧，可刷完一侧再刷另一侧。每一侧每条经刷半分钟，共刷10分钟左右。

在用毛刷轻刷的同时，意想这些经脉的气血随着依次的轻刷，从四肢、躯干流向了面部，改善了气血循环，从而消除了面部的皱纹。

十九、10 分钟全身按摩术

（一）按摩前的准备

按摩时，房间要保持温暖，空间要宽敞，还要准备好毛巾、乳液和化妆纸。

（二）具体操作方法

① 平躺在床上，倒一点儿乳液在肚子上，双手在肚子上做圆形回旋的按摩1分钟。

② 翻身俯卧在床上，手指沿着脊柱两旁移动，轻轻地揉按。再把手移到肩上，在肩胛、肩头或颈部敲打和按摩，持续2分钟。

③ 慢慢站起来，倒点儿乳液在腿上揉搓按摩，由大腿向膝盖方向揉，再反方向揉按。然后，由膝盖部位按摩到脚跟，再反方向按回膝盖，按揉2分钟。

④ 坐好，沿着脊柱骨两侧，用两个大拇指尖进行指压，压下去几秒钟，立即松开，双手上移一寸再压下去。如此重复地做，拇指够得着的部位，都如此按压，持续2分钟。

⑤ 站好，用手搓揉挤捏臀部1分钟。

⑥ 坐在椅子上，把乳液抹在脚上，按摩脚底和脚趾之间，最容易的做法是：把一只脚放在对侧大腿上，用手指在脚底和脚趾之间用力按压，然后换一只脚做同样的动作，持续2分钟。

⑦ 用化妆纸把身上的油和汗水擦干，穿上浴袍，结束按摩。

二十、10分钟消除"鱼尾纹"的按压术

（一）消除"鱼尾纹"的手法可随时随地施行

女性最怕"鱼尾纹"的出现，鱼尾纹可以说是老化的代名词。

鱼尾纹是由外眼角开始起皱，再而眼睑下，再而扩展至内眼角等处。虽然是细微的皱纹，却难以去除。

消除眼眶皱纹（包括鱼尾纹）的方法是有的。随时随地可以操作，简单易学，而且一般只要一个星期就可收效。

（二）操作方法

1. 首先双手食指按住鼻梁向双眼的外眼角，每5秒做强压5次，持续1分钟。

2. 同样用食指强压眼下眶部位，垂直按压，若斜压可能压到瞳孔部位，一定要小心。同样是每5秒钟强压5次，持续1分钟。

3. 离双眼外眼角旁0.5厘米左右之处，做强刺激，每5秒钟施压5次，持续1分钟。

4. 按压头部膀胱经上的经络部位2分钟。按压膀胱经循行路线，具有清醒头脑的作用，会去除眼眶下和眉间的小皱纹，这是美眼、矫正近视、远视，以及去皱的一种行之已久的方法。

5. 按压足阳明胃经的循行径路，即眼眶下和面颊部，持续按压2分钟。这对去除眼眶下的皱纹特别有效，还可以预防皮肤松弛。如不调理皱纹和皮肤松弛的话，有时会浮现薄薄的一层黑影。这黑影是由于眼眶周围静脉血流不畅或黑色素沉淀而导致的，按压法可有效改善血液循环和色素沉淀的现象。

> **6** 按压胆经在头部的循行部位3分钟，胆经的循行位于头侧部，按压胆经，可以加强皮肤活力，尤其对小皱纹特别有效。

上述按压经穴的刺激方法连续施行一星期就会生效，如果有皱纹可以去皱，如果没有生成皱纹，可以加强双眼的灵活性，使眼睛明亮。

做此种按压，首先要了解经络的位置、走向和功用等等。

二十一、10分钟"容光焕发"按摩术

（一）按摩使人"容光焕发"的机制

按摩能使人"容光焕发"，这并不是没有道理的。按摩点穴可以促进血液循环，使皮肤里的毛细血管扩张，增强新陈代谢。此外，还能调整中枢神经系统，解除肌肉痉挛，消除疲劳。有些人由于经常做这种按摩，皮肤就显得很光滑，皱纹也少，不爱长粉刺，面色红润，肌肉的弹性也比较强。这种作用是一般化妆品起不到的。

（二）操作方法

1 先用两手搓脸，从下巴搓到头顶，再从头顶搓到耳根，从脖子再转到下巴，这样搓揉2分钟。

2 用两手中指按住两个内眼角边上的小坑，就是眼角紧靠鼻梁的地方，按住以后按揉1分钟。然后再用中指按揉四白穴，就是离下眼眶二指、脸蛋中间的地方，手指慢慢转着揉1分钟。

3 擦眼皮和揪眼皮。先把拇指弯曲，用其他四指握住拇指尖，然后用拇指的背面轻轻地擦两眼上眼皮。擦十几次后，用手捏住眼皮，往外轻轻地揪3次到5次，持续2分钟。

④ 掐合谷穴。合谷穴在拇指和食指之间，也就是在虎口上。每次按掐需有酸胀的感觉。先用右手掐左手上的合谷穴，然后两手调换，每次掐1分钟。

⑤ 先使劲搓手心，搓热了再放在脸上用力快搓20～30次，持续1分钟。

⑥ 搓肾俞穴，两手按在后腰眼靠近脊椎骨的地方，用力反复搓动1分钟。

⑦ 干梳头，把双手手指屈曲，当成梳子，从前发际开始向后梳理1分钟。

二十二、10分钟孕妇美容按摩术

（一）按摩应在晨起或临睡前进行

孕妇经常做面部按摩，可以促进血液循环，刺激神经系统，使面部疲劳的神经得到休息和恢复，使发白的脸色变得红润而有光泽。

按摩前，先在面部涂抹一些雪花膏。每一种动作按摩1分钟，或者按摩60次，每天如此，一般在洗脸后或临睡前进行。

（二）操作方法

① 两手拇指用力按在下颌部，然后进行按摩。

② 对齐食指和中指，从下颌到耳朵的方向进行滑动性按摩。

③ 食指用力按在耳朵后面的凹陷处，进行按摩。

④ 食指叠在中指上，从嘴角两侧到耳朵处进行滑动性按摩。

⑤ 食指用力按在鬓发与耳朵之间凹陷处进行按摩。

⑥ 食指从面颊部的中心处向耳朵的前方进行滑动性按摩。

⑦ 中指和无名指用力按在鼻翼上进行按摩。

⑧ 食指轻轻地从眼角滑向太阳穴，再按在眉毛下进行按摩。

⑨ 食指轻轻从眉毛向上推到发际进行按摩。

⑩ 用手掌在全脸进行搓揉。

二十三、10分钟气熏美容术

（一）气熏美容的原理

通过气熏的湿热作用，使皮肤角层软化，血管扩张，皮脂溶解，汗孔通畅，从而改善皮肤营养代谢，排出积污及毛孔、汗孔堵塞物，使皮肤洁净嫩滑，补充皮肤细胞新陈代谢所需要的水分，起到皮肤清洁健美的作用。

随着年龄的增长，皮脂的脂腺或汗腺血液循环的能力减弱，角质不能充分保持水分，颜面易出现细小皱纹。气熏美容法具有很好的调节作用。

（二）气熏美容术的操作方法

① 每日早晚用洁面产品把脸洗净。用一个深底碗或搪瓷缸装满热水，将头低垂在热水碗或缸上，并用毛巾连头带碗一起蒙住，如此熏蒸10分钟。然后用温水将脸冲洗一次，再用冷水洗净。

② 油性皮肤的人，每天早晨最好做一次气熏，干燥皮肤者每周一次即可。长期使用本法，一定能取得很好的疗效。

二十四、10分钟冰块美容术

近年来，一些东欧国家流行着一种用冰块搓揉面部皮肤的美容方法。男女皆宜，风行一时。

（一）什么是冰块美容

冰块美容，顾名思义即是用冰块作用于人体面部皮肤，具有美化人体面容的作用。经医学家研究，用冰块搓揉面部，能促进面部血液循环，使皮肤柔软细嫩。富有弹性，确实是一种保护面部皮肤的美容妙法。

为了防止冰碴划伤面部皮肤，应该用碗或杯子盛水结冰。结成的冰边缘光滑，揉搓面部时皮肤会感到舒服。如果用芹菜汁或矢车菊的浆汁结的冰比用水结的冰，效果更好。

（二）操作方法

首先洗净脸部及双手，用毛巾擦干净，然后按下列顺序用人造冰搓揉10分钟。先搓揉额部2分钟，然后搓揉鼻部及两旁2分钟，眼睛周围2分钟，口周围2分钟，两颊2分钟。

二十五、10分钟花粉美容术

（一）花粉是男女咸宜的美容品

经专家研究鉴定，口服或外用花粉，均有令人满意的美容功效。其中，有6种植物的花粉所含的营养素最丰富，即粟米花、赤杨花、黄松花、稞麦花、鸭茅草花、梁花。花粉之所以能够美容。是因为其含有蛋白质、植物脂肪、碳水化合物、各种维生素、矿物质、氨基酸及酵酸等，最易滋养皮肤。

花粉，是男女皆宜的健康美容食品，除医疗效果外，尚有除皱、抗衰老、治疗皮肤过敏、粗糙、雀斑、暗疮、黑斑等显著功效。

（二）花粉美容的具体方法

将花粉加少许食盐溶于温水之中，每日清晨和晚上用花粉水洗脸，边洗边按摩额部2分钟，洗和按摩鼻部2分钟，洗和按摩双颊部2分钟，洗和按摩下颌部2分钟，洗和按摩颈部2分钟。然后用柔软毛巾擦干净，结束操作。

10分钟花粉美容法，在欧洲、美国、日本等国家和地区也极为风行。

二十六、10分钟美容洗脸术

（一）洗脸也有学问

美容中的显要位置是面部，在生活当中，只要有条件，几乎没有不讲究面部清洁的人，洗脸像每日三餐那样成为人们不可缺少的日常行为。但是仔细考虑，每天洗脸的目的虽然是为了健康，但其主要目的却是维护面部的美观，因此可以说，洗脸是人们维护美容最常用的措施。

洗脸虽然简单常用，但其中也有比较深奥的学问，只有掌握了有关知识，才能更好地运用洗脸来美容。洗脸时，皮肤角质层细胞胀大，于是沉积在皮肤上的灰尘、泥垢、油质和汗渍就被洗掉。洗脸时用手搓擦面部，不仅可以起清洁作用，同时还能促进血液循环，增强新陈代谢，改善皮肤张力，并使之得到滋润。

（二）各种有针对性的洗脸方法

最好用软水洗脸，不要用特别冷或特别热的水洗脸，冷水容易使皮肤干燥以致脱皮，长期用热水可能引起血管过度扩张，皮肤变得松弛、萎缩。

干燥性皮肤对外界的变化非常敏感。因此应用同室内温度相等的软水洗脸。每周用一次洗面乳，洗后擦一些保湿面霜，耗时10分钟。

如果皮肤干燥、萎缩，用草药汤洗脸效果最好。草药汤用甘菊、洋苏叶、干椴树花、问荆等制作。可选用其中一种，也可用多种等量混合配方。先用两杯热水浸泡，再用文火煮5分钟，然后放凉洗脸，可使皮肤柔软、细腻、富有弹性。

油性皮肤早晚洗脸应使用清洁力强的洁面产品，如洁面皂。早晨用比较凉的水。如果有粉刺，可用海绵或药棉擦洗，洗后如感到皮肤紧缩，可擦涂无油面霜。

皮肤正常的人，每天早晚各洗脸一次即可，但晚上应洗得干净一些。洗后应当立即涂抹护肤品，尤其是油脂分解低的皮肤部位（眼睑、鼻唇皱纹处）。

二十七、10分钟面部美容热疗术

（一）热疗的适应证与禁忌证

面部热疗常常选用的方法是湿热敷。湿热敷是用浸过热水的毛巾敷于面部10分钟。

面部热疗的作用类似蒸汽浴，但扩张血管及促进代谢作用更强，所以除了适用于面部黑头粉刺，白色痤疮及寻常痤疮等面部清洁的处理外。对有慢性炎症浸润性皮肤病有促进吸收作用。对治疗及预防面部皱纹也是一个积极措施。此外，对干性皮肤用热敷也有好处。

热敷同样不适宜有急性炎性皮肤病、化脓性皮肤病、血管扩张增生性皮肤病者使用，因其对面部多毛症有改善血运，促使生长的作用。

（二）具体方法

首先用热水把脸及双手洗净，稍用些肥皂以祛除脸部污垢，然后用干毛巾擦干净。

把一盆热水放在炉子上，保持一定的恒温（30℃左右），把毛巾放入浸泡，浸透后稍拧一下放在脸上敷，毛巾凉后，再放入热水中浸泡，然后敷脸，反复1分钟。每周一次，连续多次。

二十八、10分钟蜡疗美容术

（一）石蜡具有奇妙的温热功效

石蜡，它是石油蒸馏中产生的一种副产品，为白色半透明固体物质，无臭无味。它的化学性质极不活泼，对许多试剂都是稳定的。但当石蜡加热至10～15℃时，在与空气充分接触的条件下，容易被氧化变质。

石蜡有较高的热容量，是良好的带热物体。由于它不含有水分，气体和水分也不能透过，几乎不具有热的对流性，所以它的导热性很弱，能保持很久的温度，进行蜡疗时，使用的蜡层愈厚，其保温时间愈长，对人体有良好的温热作用。

应用石蜡美容，是发挥它的温热作用。石蜡的熔点一般为54～56℃，如果含油量较多，则熔点变低。因此，人体某部位施用蜡疗后，能够耐受较高的温度，且保持较长的时间。

将石蜡加热后涂于人体某一部位，皮肤温度会很快升高8～12℃，经过5～12分钟，逐渐下降，但下降的速度很慢，30～60分钟后仍保持一定的温度。

蜡疗开始时，人体局部会有灼热感，但很快就会转变为舒适的温热感。蜡疗结束后，局部皮肤多呈桃红色，这是皮肤毛细血管扩张引起的，由于蜡疗的温热作用较强而持久，所以局部毛细血管扩张也持续较久，从而促进了血液循环，并使细胞通透性增强，有利于肿胀的吸收，加速水肿和浮肿的消散。

蜡疗的温热作用还能提高机体新陈代谢，有利于消炎。另外，石蜡中因为含有油质，又有润泽作用，使皮肤柔软健美，对皮肤上的疤痕组织及肌腱挛缩有软化和松懈作用。通过蜡疗，还能改善皮肤营养，加速上皮生长，促进再生过程和骨痂形成，因此有利于创面溃疡及骨折的愈合。

蜡疗的温热作用可深达皮下0.2～1厘米，故能促进局部及全身汗腺的分泌，有利于体内代谢废物的排出。

（二）蜡疗美容的操作方法

用厚约0.3～0.5毫米的塑料薄膜，根据美容部位的大小压制成大小不同的口袋，将已熔化的石蜡液装入塑料口袋内。治疗时把蜡袋投入热水中浸泡加温（但温度不宜超过80℃，否则塑料袋容易老化变质），当袋内的蜡冷却到半熔化状态（大约56℃～60℃），即可取出敷于美容部位，一般敷用10分钟。

蜡疗美容主要用于慢性炎性浸润性皮肤病，对干性皮肤蜡疗也有较好的作用。

蜡疗美容不适于有急性炎性皮肤病，化脓性皮肤病，血管扩张性皮肤病。

一般每周进行一次蜡疗，连续多次，以达治疗和美容的目的。

二十九、10分钟笑容美容术

（一）笑一笑，十年少

美容与笑容是"孪生姐妹"。俗话说："笑一笑，十年少。"指的是一个人经常笑，愉快乐观，会使面色红润，容光焕发，给人一种健康美的感觉。这是由于笑时，表情肌的舒展活动，使得面部肌肉及皮肤血液循环加速，新陈代谢加强，有助于增强面部皮肤弹性。

美国一些学者认为：笑对整个机体来说是最好的体操。国外有人将笑列入体育美容运动。

国外认为笑有十大好处。

1 增加肺的呼吸功能。

2 清洁呼吸道。

3 抒发健康的感情。

4 消除精神紧张。

5 使肌肉放松。

6 有助于散发多余的精力。

7 驱散愁闷。

8 减轻"社会束缚感"。

9 有助于克服羞怯的情绪，困窘的感觉，以及各种各样的烦恼，并有助于人们之间的交际和友谊。

10 犹如时间能使人们对往日的不幸变得淡漠，希望美化未来那样，笑能帮助人们适应环境，乐观地对待现实。

（二）开怀的笑有益身心

笑，因其程度不同，作用也有异。微微一笑，只牵动几块面部表情肌肉，而开怀的笑，全身许多肌肉参与活动，有促进血液循环、疏通筋络、调剂精神、消除疲劳的功效。（图1-21）

因此，热爱生活，热爱美丽，热爱青春的女性，应该利用短短的10分钟，愉快地笑笑，以求青春常在，笑应从内心发出，不应皮笑肉不笑，以影响笑的美容作用。

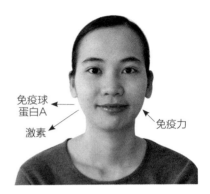

图 1-21 开怀的笑有益身心

三十、10分钟欣赏音乐美容术

（一）音乐美容有意想不到的效果

国外有的美容师从音乐具有医疗功能中得到启发，利用各种动听的抒情乐曲促进美容，获得了意想不到的满意效果。他们通过音乐美容法，使有些已经告别"最佳年龄"的中年妇女，依然不减当年风姿。这其中的奥妙在于，音乐是一种具有振动频率的声波，当声波传入人体之后，它会使体内的细胞产生共振反应，这种共振反应可以促进新陈代谢，调整内分泌，改善循环功能，平衡与抑制兴奋，从而起到保健和美容的作用。

（二）乐曲要有选择

音乐美容，选择乐曲最为重要，必须选择格调优雅，柔和抒情的乐曲，以便使美容者心情舒畅，面部表情放松。如果使用那种紧锣密鼓，强烈粗犷的乐曲，就会适得其反。每天利用10分钟欣赏优雅的音乐，能起到很好的美容作用。

另外，据有关专家介绍，热爱音乐，经常唱歌，也可以促使女性的美容。工余课间，晨昏闲暇，经常哼哼一些节奏快的抒情小曲，或练习一些声情并茂并伴有手舞足蹈的表演，不但使人轻松愉快，而且具有消除疲劳，美化容貌的功效。因为唱歌一方面使人心情轻松愉快，另一方面唱歌能促进面部肌肉的运动，增加脸面肌肤的血流量，提高面部皮肤细胞的新陈代谢，从而使面部皮肤更富有弹性和光泽，减少皱纹。

热爱生活的女性，每天用10分钟纵情歌唱，持之以恒，会增加面部的美容。

三十一、10分钟玉面功美容术

（一）放松身体，渐入佳境

美好的面容是每一个健康人都希望的，长期锻炼玉面功，可以使人美貌动人。

玉面功又称玉容功，首先要全身放松，渐渐地忘掉自己的形体，然后想象自己来到了一片美丽的草地上，鲜花围绕在您的周围，时时散发出幽香。蓝天很高，只有几朵白云在空中飘游。（图1-22）

渐渐地放松，全身心都仿佛置于一种白云般的飘浮感中，觉得自己的头顶仿佛有一根无形的丝线拉着自己上升。（图1-23）

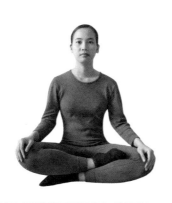

图1-22 玉面功-想象置身草地

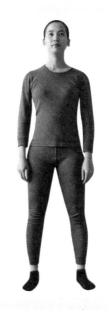

图1-23 玉面功-想象浮于云端

在这美好的幻想之中，约用5分钟时间（也可依你的感觉而定），达到完全放松，心境平和的状态。

（二）意念回注身体

然后开始将意念又回到自己的身体，这一过程要尽可能缓慢、眼睛仍不要睁开。

意念渐渐地集中在面部上，然后分两个步骤练习：

第一步：初练气功的朋友，首先要进行这一步的训练。

想象远方轻轻地吹过来一阵阵的微风，脸上的汗毛已经感觉到了微风的拂煦，整个面部都有一种微微凉风扫过的感觉。这种感觉非常轻微，意念仍然放松，自己仍置身在美好的大自然中。（图1-24）

第二步：当已经能感觉到自己的面部有一种凉丝丝的感觉后，就可以做这一步的练习了。练习过各种气功，能够自如地感觉到气的存在的朋友，可直接进行这一步的练习。

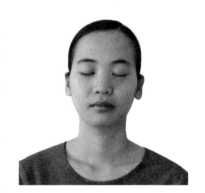

图1-24 意念回注身体

想象整个面部放松，面带微笑，眼睛微闭，仿佛看见一个美丽的你，年轻的你在微笑，然后开始注意呼吸。

（三）吐故纳新

想象面部的汗毛孔全部张开，开始慢慢地吸气，吸进去的气不仅仅是从鼻子进入到小腹部，而风还从面部的汗毛孔中深深地向身体内下沉至小腹部的丹田处。这时再加一个意念：吸进去的气全是天地之精华，是鲜花的幽香，是青草的清香，是蓝天白云中洁净的空气，是星星、月亮、太阳的灵气。注意：吸气一定不能太猛，要细细地慢慢地吸。（图1-25）

现在开始呼气。意念想着平时面部积聚在汗毛中的污垢，全部从张开的汗

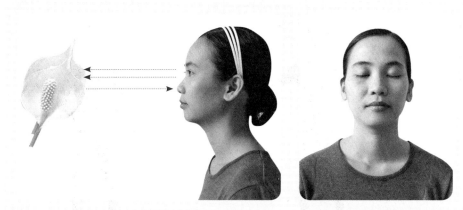

图 1-25 吐故纳新 1　　　　　　图 1-26 吐故纳新 2

毛孔中流了出去，身体中的污浊之气也都从面部释放出去。（图1-26）

这样一呼一吸，约15遍。这时的感觉是脸上的汗毛孔全张开了，好像有一点儿汗津津的感觉，脸上发皱、发紧，甚至有点儿发麻的感觉。不论怎样，只要整个面部的皮肤感觉与正常情况下的不一样，就说明已经有了效果。持续3分钟。

如果此时感到头部有点儿发晕，这说明呼吸时太猛了，要注意调整呼吸。一般在练功结束时，这种头晕现象就会消失。要静静地体会一下面部的感觉，此时可不注意呼吸，保持此种状态30～60秒钟。

（四）收功

将双手搓热，盖在双颊及眼睛上，反复9次。（图1-27）

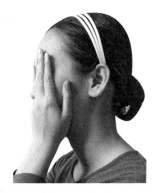

闭紧嘴唇，上下嘴唇吮吸，用舌头舔上下牙床，片刻津液满口，吐在手上，涂在自己面部上。收功后起立，双手从两侧抬起，伸到最高处，自然放松地从胸前垂落，然后将双手置于小腹上，男性左手在里，女性右手在里。（图1-28、图1-29）

图 1-27 收功 1

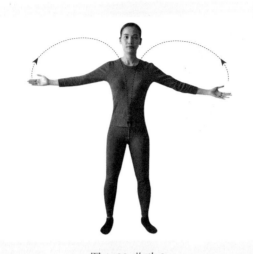

图 1-28 收功 2

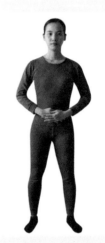

图 1-29 收功 3

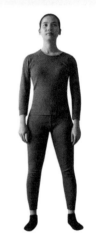

意念：当手自然垂落时，想象全身如同淋浴般，水沿着自己的头顶穿过身体的内部直落到地面上。此时，头脑清醒，精神状态良好，原先的头晕应全部消失。如头还有发晕、发沉的感觉，可以重复多做几次手抬起、垂落的动作，尤其注意要施加淋浴的意念。（图1-30）

收功用2分钟。

（五）注意事项

如果有下列现象，可增加意念和练习内容：

图 1-30 收功 4

1　如果额头、眼角、嘴角已有皱纹的话，在意念中要加"散开皱纹"或"去掉皱纹"的意念。

2　如果面部皮肤较粗糙，且上有各种色斑，在搓面前一定要注意将练功后唾液涂抹在脸上，同时意念要想到自己涂抹的是一种除去色素沉着斑点的最好药物。唾液在吐出之前一定要用舌在齿内齿外多搅拌几次。

三十二、10 分钟美容功 - 意守美像术

把室内挂上您最喜爱的美人头像，同性异性均可。

练功的具体方法是：

1 ▸ 采取自然坐式，面对头像，全身放松，排除杂念，然后愉快地轻闭双目，意守印堂穴2分钟。

2 ▸ 睁眼注视头像2分钟。

3 ▸ 深吸气，意想随吸气把头像的形象从印堂穴吸入头中，随之闭目，面带微笑守住头像，意想头像就是你现在的面容，意守4分钟。

4 ▸ 叩齿搅舌使津液满口，以指沾津液涂擦面部。涂毕睁开双眼，用时2分钟。

三十三、10 分钟美容功 - 意守鲜花术

意守鲜花法是一种有实效的美容功法。

具体练习的方法是：

① 在室外选择一处优雅环境的鲜花丛，取自然站式。

② 目视鲜花2分钟。

③ 意想鲜花从印堂进入头中，然后轻松愉快地闭目守住，意想鲜花美景已融入你的面容，自然呼吸6分钟。

④ 睁眼，目视鲜花1分钟。如花上有露水，用指尖沾露水涂擦面部1分钟。

⑤ 收功。

三十四、10 分钟宋氏美容功

（一）勤练此功可明目、洁肤

此套功法系华中师范大学宋星河老师长期随父亲练习的美容功法，故名之"宋氏美容功"。勤练此功，可使人双目炯炯，容貌俊美，皮肤光洁润泽。

（二）具体练习方法

1️⃣ 自然站立，面带微笑，凝神静息1分钟。

2️⃣ 全身放松，用意念哈浊气三口，意想全身浊气从口中哈出。然后闭口以鼻吸清气，同时配合提肛，以意领气，至下丹田，半分钟。

3️⃣ 调整呼吸为逆腹式呼吸，即吸气时提肛收腹，呼气时将小腹鼓起。意守下丹田，意想丹田内有一红球微微跳动，变得越来越红、越来越热，静立意守3分钟。

4️⃣ 将两手徐徐抬起至胸前，两手距离同肩宽，掌心相对，虎口朝上，手掌自然松屈。意想下丹田内一红球从下丹田上升至膻中，分成两个小球，沿手臂缓至两手劳宫穴（手心），加强意念，使劳宫穴发热，1分钟。

5️⃣ 将两手缓缓抬至面部前1寸左右，掌心向面部。意想体内真气从劳宫穴发出，仔细体会面部的感觉，然后以掌擦面，动作轻柔舒缓，意想面部皱纹全部展开，1分钟。

6️⃣ 将两手大拇指抵住鼻翼，轻轻按摩，意想鼻部变得俊俏美丽，半分钟。

⑦ 以两手中指按住睛明穴，轻轻缓慢地沿着眉梢末端至眉梢后轻轻用力向上提，意想眉毛变得黑长。1分钟。

⑧ 用劲将两手掌擦热，罩住面部，意想一幅美人相片，与你自己的面容渐渐吻合在起。静立一分钟。

⑨ 收功：将手掌放回下丹田，意守下丹田1分钟。

此功关键在于用意不用力，每次10分钟，百日即见功效。

Chapter

{ 2 }

第二章

身体皮肤
美容术

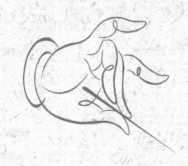

一、10分钟理肺美肤功

（一）内外同练，标本皆治

健康的皮肤，柔软而富有弹性，胜于美丽的衣裳，所以美肤是非常重要的。中医认为"肺合皮毛"，说明皮肤的健美与肺密切相关，很好地调节肺的功能，能使皮肤柔美。练习理肺美肤功，能起到这个作用。

（二）理肺美肤功的练习方法

❶ 呼吸1分钟

寅时或卯时内（清晨3~5点或者5~7点），面向西方，自然站立，两手轻拍胸部，边拍边从口中向外吐出废气，从鼻吸进清新空气。

❷ 内视肺脏和肺经2分钟

两手向两侧平伸，拇指和食指分开伸直，其余三指屈曲，闭目内视肺脏和肺经的内气运行。

❸ 打开汗孔，排出废气1分钟

默念"肺合皮毛""天气通于肺"，意想全身汗孔和拇指端少商穴，次指端商阳穴都打开，采摄大自然的清气，排出全身浊气。

❹ 吸入大自然的精华之气2分钟

两眼半睁半闭，拇指和三、四、五指屈曲，把两手食指对准前方鲜花或绿树，吸气，意想把鲜花或绿树之精华从商阳穴采摄入大肠经，并经大肠经输入肺中。

❺ 睁眼

意想卫气在肺的作用下从内眼角起运行肌肤，同时进行全身按摩，按摩顺序是：头面→颈项→上肢→躯干→下肢，做4分钟。

二、10分钟心情舒畅美容放松术

（一）皮肤与心理状态密切相关

恋爱中的女性看起来很美，这是洋溢在脸上的幸福和快乐及全身的生动活泼融合在一起而产生的美感，实际上与皮肤变漂亮也有关。在精神不安定的状态下，或是内心感到沉重压力的时候，即使是年轻人，天生丽质，皮肤也容易生出黑斑和青春痘。

皮肤与心理状态有密切的关系。心理状态的变化能影响神经系统的活动，从而影响激素的分泌，于是带来皮肤的变化。

当您了解了皮肤与心理状态的密切关系后，就应该学会控制感情，保持轻松愉快的心情，创造出健美的皮肤。

体内分泌的激素，可以影响皮肤状态，尤其是雌激素，作用更为明显，它可以使微血管的循环通畅，补给皮肤充分的营养，还能促进表皮细胞分裂增殖以及储存皮下脂肪的功能。

恋爱中的女性，雌激素分泌活跃，促进了皮肤新陈代谢。同时，皮下脂肪的分泌，更增加了她美丽的姿容。

但是，雌激素分泌较多时，会产生皮肤干燥。因此，女性使用油性面霜是必要的。

另外，还有一种与精神受到压力有关的副肾皮质激素。这种激素有对抗外来压力，加强全身抵抗力的功能。不过，一旦受压状态持续不退时，副肾皮质就会疲倦，影响副肾皮质激素的分泌功能。于是，皮肤失去了一定的抵抗力，容易产生黑斑、斑疹与粉刺。心情紧张时，会引起神经系统的紊乱以及肠胃功能的减退，导致皮肤得不到充分的营养，使皮肤退化。

因此，为解除那些外来压力，必须去除那些不安的原因，创造一个轻松的生活环境。如果以开朗、乐观的情绪迎接生命的每一天，皮肤的困扰会自然消失，恢复到往日的美丽。

（二）放松疗法可调适心理

为了达到这个目的，应该采用放松疗法，放松不仅是自然入睡，还包括排除现代生活的干扰。放松是一种自我控制，在可能条件下，排除日常生活中的一切纷扰，从妨碍生理活动的紧张中解脱出来，以保持宁静安逸。

不管采用何种放松方法，都要通过肌肉放松和心理放松达到生物的重新平衡。放松疗法就是在肌肉收缩、紧张到产生不良后果前，使之松弛，从而减轻精神负担。

在家里或在办公室，只在感觉疲劳或紧张时，便可做放松操。刚开始时，最好找一个安静、光线较暗的小屋，以利休息。脱衣脱鞋，平躺在铺有被子的地上，头下枕一枕头，不要躺在太软的床上或沙发上。

（三）放松方法

① 伸展四肢法

① 取立正姿势，伸展上肢，尽量向上伸直，开始举一胳膊，换一胳膊，然后两胳膊同时向上举，向两侧伸腿，打哈欠，2分钟。

② 取仰卧姿势，伸胳膊，伸腿，肌肉放松，两臂置于身体两侧，两腿微微分开，闭目，8分钟。

② 呼吸运动法

控制呼吸是静坐的一部分，大多数放松疗法包括呼吸运动，主要有以下两个动作。

1 取仰卧姿势，屈膝，两手放在前胸，闭目。深吸气，然后将肺部空气排尽，做2分钟。

2 仰卧姿势，屈膝，两手放在前胸，闭目。集中精力做呼吸运动，节奏不快，吸气、呼气明显，做8分钟。

③ 肌肉放松法

1 取仰卧位，腿和胳膊微微分开，闭目。如惯用右手，精神集中在右胳膊，如惯用左手，精神集中在左胳膊。努力将胳膊肌肉放松，5分钟。

2 取同一姿势，努力使一只胳膊放松，一只胳膊肌肉紧张，两腿也做同样运动，5分钟。

④ 精神集中运动

取仰卧姿势，胳膊和腿微微分开，闭目。如入无人之境，缓慢呼吸，努力想象周围一片漆黑。几秒钟后，想象周围是您所喜欢的颜色，必须看见这种颜色，当思想集中在这一颜色上时，可排除一切杂念，所有肌肉也就松弛了。一旦注意力转移时，就要产生如漂浮在平静的海面上的感觉。好像置身于蓝天之下，周围是如镜的水和暖融融的太阳。

一开始时，精神只能集中10秒钟，经过一段时间后，就可以"漂泊在海面上"大约10分钟，慢慢进入甜蜜的梦乡。

⑤ 全身放松运动

仰卧，腿、臂微微分开，闭目。先做呼吸运动，然后将精神集中在右脚上，放松脚趾、脚踝和右腿，然后放松所有的肌肉，必须感觉右腿发沉、松软。换左腿做3分钟。放松骨盆、臀部和腰部，放松背部肌肉，直至脊椎。当放松到颈部时，所有脊椎骨必须紧贴地面，2分钟。接着注意力集中到腹部和胸部，放松左臂、右臂，先从指端开始，3分钟。别忘了放松肩膀和脖颈。放松脸部，垂下颌部，放松嘴唇和舌部1分钟。按摩双颊、额部、眼皮，1分钟。

先活动一只手的手指，握拳，松手。睁开眼睛，挪挪脚，慢慢坐起，打哈欠或深呼吸，最后站起来。

三、10分钟营养按摩术

（一）营养按摩的用品和作用

营养按摩术是将新鲜水果、蔬菜涂擦在脸上。新鲜水果蔬菜富有丰富的维生素C等营养成分，极易被表皮细胞所吸收，可避免因风寒引起的皮肤皲裂和日晒过多引起的皮肤日光疹等疾患。据报道，维生素C还有活化细胞和防止衰老的作用，人体皮肤的健美还需大量水分的吸收，新鲜水果蔬菜中含有大量水分可供皮肤吸收，以滋润皮肤，营养皮肤。

（二）具体方法

方法1 将脸洗净，取新鲜柠檬、柑橘和新鲜黄瓜、西红柿或胡萝卜，将其切成片状直接贴在脸上和颈部，8分钟后取下，按摩2分钟，每周1~2次。

方法2 将新鲜水果或蔬菜原汁与蛋清搅匀，制成薄浆，涂于颈部，保持8分钟，用清水洗脸、擦干，再按摩脸部2分钟。

四、10分钟桑拿浴美容健身术

（一）沐浴要讲究方法

沐浴与皮肤的健美关系密切，沐浴不仅能除污爽身，且可促进血液循环，消除疲劳。沐浴的方式很多，但主要区别不外乎水温、水质的不同。从健美角度考虑，温水浴最佳，既可除污爽身，且人体在水盆、水池中沐浴时间可以较长，一面沐浴一面可用尼龙刷按摩全身。按摩时，顺着皮肤的纹理适当用力，既可促进血液循环，还可以保持形体美。其次，可以采取冷热水交替洗浴，热水可以除去脂污，冷水可以刺激皮肤神经末梢，调节皮肤血管的舒缩反应，增进皮肤的血液循环。

（二）桑拿浴有益美容

桑拿浴是一种美容健身浴，是芬兰富有民族色彩的沐浴法，距今已有两千年的历史。现在已遍及世界各国，我国各大城市亦有桑拿浴室。这种浴室设在一间小木屋内，中间安有一台大电炉，上边堆着一块块烧得滚烫透红的玄武石。沐浴人先用盆子盛上水往石头上浇，瞬间，室内被水蒸气布满，沐浴人就靠这种温热的空气洗浴，浴者如置身于热浪之中，大汗淋漓，周身痛快。而且最好是不断地用浸在凉水里的白桦树枝，轻轻敲打周身，然后围着浴巾跑出浴室，冷却全身，大约1分钟。

桑拿浴能起到美容健身的功效，主要是人体受到温热蒸气的作用，大量排汗，从而促进了血液循环，并通过汗腺排除体内的部分废物。此外，玄武石含有大量的矿物元素，可以随热空气蒸发到人体皮肤上，从而使沐浴者容光焕发，肌体健美。

五、10分钟针灸美容术

（一）一种新兴的美容法

针灸美容的方法已经在美国、法国、俄罗斯等国家的医院里盛行起来。许多美容院里设立了针灸美容专席，医院里设立了针灸美容专科。

针灸之所以可以美容，主要是针刺合适的穴位，可以使头面部的血管扩张，排除血液循环障碍，从而有利于消除皱纹和预防未老先衰。针灸能够治疗内分泌紊乱，而内分泌紊乱是衰老的重要原因。如在增强内分泌功能的耳穴上施以针灸刺激，能够治疗脱发。用耳针配合其他穴位针刺，可以使皮脂腺分泌协调，从而促进面部皮肤光润、柔嫩。

针灸美容的最大特点是它对机体具有良性的双向调整作用。当脏器功能亢进时，针刺可以使之降低；当脏器功能抑制时，针刺可以使之增强。因此，它可使机体从失去平衡的状态恢复平衡和稳定。由于针灸能够标本兼治，急则治其标，缓则治其本，所以既能强身健体，又能美化容貌。

针灸美容可以治疗痤疮，还可以消除黑斑、皱纹、眼袋和蝴蝶斑，以及达到减肥的目的。

（二）耳针美容具体方法

1 痤疮

选穴1 ➤ 内外肺、神门、肾上腺、皮质下、内分泌。

选穴2 ➤ 内分泌、皮质下、肺、心、胃。

选穴3 ➤ 肺、肾。

选穴4 ➤ 面颊区、神门。

选穴5 ➤ 肺、神门、交感、内分泌、皮质下。

每次耳豆压迫或点按10分钟，操作1次。

2 黄褐斑

选穴1 皮质下、内分泌、脾、胃。

选穴2 神门、子宫、肝、肾、脾、内分泌、皮质下、大肠、胃、心、胆。

每次耳豆压迫或点按10分钟，15次为1个疗程。

六、10分钟酒浴美肤术

（一）米酒可美肤

近两年来日本人盛行一种酒浴。即每当入浴时，向浴缸里加入约750克饮浴两用的特效酒，使身体异常暖和，浴后皮肤光洁如玉。日本人把这种酒称为"玉之肤"。

"玉之肤"是将发酵的酒糟和发酵的米酒混合，再蒸制多次而成清酒。所谓清酒，即农村自制的米酒。色淡黄，醇香可口，加上染色剂便成了市场上出售的黄酒。

（二）酒浴为什么能使肌肤健美

大家知道，洗澡本身就有促进全身血液循环，清除废物，有利肌肤新陈代谢的作用，而浴酒的大米经过发酵，产生200多种有效成分，酒糟中原来含有大量氨基酸、蛋白质和维生素等营养物质，经发酵，营养价值又比普通清酒高几倍，加之酒精有活血作用，所以酒浴可以美肤。

每个星期可以酒浴一次，一定能使肌肤健美、光泽、润滑。

爱美的女性不妨试一试。

七、10分钟药浴美容术

（一）药浴是保健和治疗相结合的美容法

润肤、清洁、调理、滋养全身肌肤是沐浴的目的。沐浴，是使皮肤健康、美丽的一个重要方法，是美容不可缺少的重要环节。

药浴美容是沐浴美容的内容之一，一方面可以营养、清洁肌肤，又可以治疗肌肤病。

（二）药浴美容的方法

1 菊花蜜浴

材料 干菊花半两、蜂蜜数滴。

方法 把干菊花（鲜菊花亦可，用量稍大）放入水锅中煮开去渣，在浴水中再加入数滴蜂蜜，即可沐浴，10分钟左右。

功效 长期应用可令皮肤光洁、细致，消除皱纹，爽利精神。菊花中含有镇静、松弛神经、恢复精力的蓝油烃，而且还有光滑皮肤、消除体臭的作用。

2 羌奶浴

材料 羌活15克、白芷15克、脱脂奶粉一小杯。

方法 羌活、白芷放入水中煮开，去渣，然后将药液和奶粉搅拌混合，一起倒入浴水中沐浴10分钟。

功效 使皮肤不易生疮、感染。尤其适用于粗糙皮肤。

3 参石浴

材料 苦参25克、石膏50克、干玫瑰花10克。

方法 将上药加水煮开，去渣，把药液倒入浴水中沐浴10分钟。

功效 适用于皮肤易于感染的女性。

八、10分钟食物浴美容术

（一）麦片浴

材料　麦片0.5千克。

方法　将麦片装入布袋内缝合，放入热水中，稍后待水温降为适宜时沐浴10分钟，然后再用清水冲洗身体。

功效　可迅速滋润干燥皮肤。

（二）牛奶蜂蜜浴

材料　小苏打50克、蜂蜜500克、奶粉500克、细盐100克、西瓜汁500克。

方法　把小苏打和细盐放入5千克温水中，将奶粉调成奶液，再加入蜂蜜。先将小苏打及盐溶液倒入浴水中，再倒入奶粉和蜂蜜的混合液，最后加入西瓜汁，随后沐浴，浸润全身皮肤10分钟，再用清水洗净全身。

功效　能使皮肤晶莹，颜色洁白柔滑。这是较昂贵的沐浴法，可因地、因时制宜地施行。

（三）玫瑰油浴

材料　干玫瑰花250克（鲜玫瑰花50克）、麻油一碗。

方法　将玫瑰花放水中煮开，倒入浴水中，沐浴10分钟。

功效　除能使皮肤润滑之外，还能收缩皮肤毛孔，使皮肤细腻并减少过敏。

九、10分钟洗澡美容术

（一）洗澡的作用

对于洗澡，古人诗云："日落荷锄务农归，温泉清水洗汗水，如浴神仙甘露水，百病不沾长命岁。"洗澡可以去除附着在皮肤表面的污垢和老化的角质细胞与皮脂，同时，能促进血液循环和皮肤的新陈代谢，洗澡的过程也是补给皮肤水分的过程。

洗澡可以使精神得到放松，消除全身疲劳。因为在洗澡时，由于水温的影响，冲洗时水对身体表面产生的压力，以及洗浴过程中对身体表面的按摩，再加上水中含有硫酸钙、碘盐和氯化钠等矿物质，所以对身体十分有益。

洗澡能够使皮肤表面的血管扩张，加速血液循环，促进新陈代谢，消除代谢污物，改善肌肤的营养，降低肌肤的张力，并能调解和改善神经系统的兴奋性，消除疲劳，调整睡眠，从而增强抵抗力，提高健康水平。

洗澡中无论是对全身情况的改善，还是对皮肤的轻拍作用，都能使人感到神清气爽，洗澡后皮肤不仅光滑润泽，且具有很好的弹性。同时，平常很少能清洗到的腋下、膝盖、足底等易于角化的部位，也只有借洗澡之机，得以彻底的清洗。

（二）洗澡应有针对性

洗澡时水温过高，会使交感神经兴奋性增强，引起血压升高，心跳加快，不但不能使精神得到放松，反而产生心慌、气短、眼花等不舒服的感觉，所以最好不要用过热的水洗澡。

洗澡时一般以温水为宜（36~38℃）。温水对皮肤的刺激性较小，对心脏产生的负担较轻。用温水洗澡时，交感神经兴奋性较高，使人安静。

对于身体较好的人，可选用25℃左右的水进行冷水浴。冷水浴可以使体表血管收缩，改善内脏器官的血液供给，有利于增强各器官的功能活动。同时，冷水浴可以提高神经系统的兴奋性，使呼吸加快，心跳有力，血流加速，血压上升，胃的蠕动加快，代谢增强。

如果是油性皮肤者，皮脂腺分泌旺盛，皮肤表面堆积的皮脂较多，皮肤耐受刺激的能力较强时，可以选用碱性稍强的香皂洗澡，以去除油垢。对于干性皮肤者，因其皮脂腺分泌较少，皮肤也较为细嫩，一定要选择弱碱性的香皂进行洗浴。

（三）洗澡的方法

在注意选择合适的水温和香皂之后，还应培养科学的洗浴方法，更有益皮肤健美。

洗澡时首先用香皂清洗不干净的皮肤，再用毛巾或海绵清洗四肢、腹、背、胸，再用香皂仔细擦洗踝部和足跟，去除老化的上皮细胞并使该部的皮肤软化。最好用较软的刷子仔细地刷洗腋下和膝盖部位的皮肤。当您感到已经刷洗干净时，务必别忘记彻底用清水冲洗皮肤，不要将香皂残留在皮肤上。

为了有益皮肤健美，还需要用浸在冷水中的毛巾擦拭全身，再用冷水或温度较低的温水洒在身上，以收缩表皮血管，达到收敛全身皮肤的目的。

最后，涂以适量的营养霜或乳液，并对全身皮肤按摩。

十、10分钟美容操防止面部衰老术

（一）美容操一次只需10分钟

面部美容操不仅能帮助您保持皮肤和面部肌肉的紧张度，促使体内的新陈代谢和血液循环，防止皮肤老化，而且还能消除面部的皱纹和脂肪的沉积，使皮肤柔嫩光滑，恢复您青春的容貌。

面部美容操每做一次只用10分钟就足够了，最好在洗脸前或晚上入睡前，重要的是要每天坚持做下去，持之以恒，效果更佳。

做操时，首先要注意心情不要紧张，不要皱眉头和紧闭嘴唇，这样不利于面部肌肉的舒展，要坐在椅子上，表情自然，面带微笑，背要挺直，下颌要稍微抬起。

（二）具体步骤

1 张大鼻孔，闭紧嘴唇，深吸气。两腮用力鼓起，深呼气，使气流从紧闭的双唇间呼出，重复5～8次。

2 闭紧嘴唇，两腮用力鼓起，用食指按住嘴角，重复3～4次。

3 鼓起左腮，用力吹气，使气流通过左嘴角呼出；鼓起右腮用力吹气，使气流从右嘴角呼出，重复5～8次。

4 鼓起两腮，让气流从左到右，从右到左往返滚动，重复5～6次。

5 闭紧牙齿，嘴唇微微张开一点，然后再闭上，重复6～8次。

6 发"啊""咿""噢"的声音，重复6～8次。

以上练习帮助舒展嘴唇上面的皱纹。

7 双手紧贴在双颊上，食指放在眼的外侧，无名指放在眼的内侧，中指轻轻地按在睁开眼睛的上眼皮上，重复5～8次。

8 闭上眼睛数10下，然后睁大眼睛再数10下，不要皱起眉头，重复5～8次。

9 头部不要转动，仿佛在注视着慢慢搅动的小球，同时数20下，然后闭上眼睛数3下，再做1次开始的动作，重复6～8次。

⑩ 眼球慢慢地做圆周运动，仿佛在注视一个大环形物朝同一方向旋转2次，然后再向另一方向旋转2次，重复2~4次。

⑪ 头要挺直，但不要动，眼睛尽量向上看，不要皱前额，数6下然后往下看，再闭上眼睛，重复6~8次。

⑫ 快速数10下，每数一下眨一下眼皮，然后闭上双眼数6次，重复5~8次。

以上练习消除眼周围皱纹。

⑬ 头尽量向右转，再向左转，然后低下头，呼气，注意放松肌肉，重复2~3次。

这些练习可改善面部肌肉的血液循环和新陈代谢。

⑭ 把双手搓热，然后快速搓揉脸部，使脸部发热。

⑮ 用温水洗脸，然后用冷水毛巾敷面部。

十一、10分钟细嚼慢咽美容术

现在科学研究证明，细嚼慢咽对人体的健康大有益处，因此提倡用食时细嚼慢咽。这是因为细嚼慢咽对人体消化吸收颇有好处，有利于饮食中营养物质的吸收利用，滋养全身。

除此之外，医学美容家们还发现了细嚼慢咽的另一个重要作用，它能够促进人体面部肌肉的运动，加快血液的流动，促进皮肤的新陈代谢，使面部红润，青春长驻。

美国洛杉矶神经科医学中心主任福克斯发现，每天咀嚼口香糖10分钟，有助于美容，若连续咀嚼几个星期，还会使面部皱纹减少，面部肤色红润而有光泽。这主要是由于咀嚼动作使面部肌肉经常得到活动，从而改善血液循环，提高肌肉细胞的代谢功能。

细嚼慢咽有利于美容，因此我们建议吃饭的时候细嚼慢咽，每天再专门用10分钟嚼口香糖或硬果，在不知不觉中收到美容功效。

十二、10分钟红外线美容灯减皱术

最近市场上出售一种红外线美容灯。这种美容灯像台灯一样，配有安全反射罩，功率为100～150瓦。通电后能产生1.1～1.3微米红外线。这种红外线能较容易地渗透到人体的内部组织，直到促进人体血液循环，加快面部新陈代谢的作用，从而达到美容和医疗的双重目的。

女子每天花10分钟用红外线美容灯照射面部，美容效果极佳，尤其是能起到减除皱纹的作用。

十三、10分钟电动按摩减除皱纹术

随着科学的发展，以机器代替手工操作的仪器越来越多，电动按摩就是其中具有代表性的杰作。

电动按摩减皱除皱原理与手工按摩是一样的，只不过一个是手工，一个是使用现代化的电动工具罢了。电动按摩器的优点是省力，按摩效果好。

电动按摩可以加快面部血液循环，促进局部加快新陈代谢，以提高局部皮肤营养需要，排除废物，加强肌肉的张力，提高皮肤弹性。

目前市场上出售的电动按摩器种类很多，其原理大多是以微型电机旋转，通过连接弹簧带动偏心轮转动，产生不平衡的快速摇力，从而达到按摩的目的。也有通过电磁振荡原理，产生一定振幅的振荡，达到按摩目的的。还有的按摩器，一面做震荡按摩，一面可产生红外线温热，常为女性所喜爱。按摩时应顺肌肉纹理而动。

十四、10分钟迪斯科美容术

（一）跳迪斯科可间接美容

美容最重要的是心情舒畅，迪斯科起步后身体的每一部分都随着强烈的旋律和节奏而活动起来，它的每一个动作都充满了生命的活力，使参加者感到身心畅快，精力充沛，从而达到美容目的。

（二）迪斯科美容的基本步伐

1 原地摆胯 这是最基本的动作。起跳前，双脚并拢，双腿自然伸直，呈自然的立正姿势。跳时，左腿直立，右腿屈膝，身体重心移向左腿，左胯自然向左侧摆出。然后，右腿直立，左腿屈膝，身体重心移向右腿，右胯自然向右侧摆出。左右摆胯时，上身要自然轻松，如此两腿交替直立和屈膝，形成胯部有节奏地左右摇摆。

2 行走摆胯 这是摆胯动作的进一步练习。跳时，左脚向前迈一小步，着地时膝伸直，身体重心移向立腿，同时摆左胯，右膝微屈。然后，右腿向前迈一小步，着地时膝伸直，身体重心移向右腿，同时摆右胯，左腿微屈曲。

3 蹲立摆胯 上身稍斜向左侧，两腿并拢，双膝弯曲；然后两膝伸直，同时右腿迈一小步，着地时膝伸直，右胯和上身稍向右方摆动，左腿微弯曲。这个动作要有节奏地使脚交替向前，以形成左右交替摆胯。

上述3个动作，在摆胯时，要注意与双手、肩部、腿部等配合。

④ 转头　　　全身垂直自然站立，下颌向下点，然后抬头随即将头摇向
右边。还原，然后头向下点，再抬头随即将头摇向左边。

⑤ 指花动作　以腕部为交叉点，双手交叉，手背向上，将手指向内弯
（似握拳状），然后快速把手指张开。

十五、10分钟面部皮肤松弛干燥美容术

（一）干燥美容术可收紧皮肤

面部皮肤松弛多皱，美容手术后出现瘀血、浮肿，或患有粉刺、斑疹等，
可以采用干燥美容术。

干燥美容术可以加快局部血运，促进分泌物和瘀血吸收，从而消除瘀血、
浮肿，还可以加快局部新陈代谢，以消除皱纹，增强肌肉、皮肤弹性。

（二）具体做法

取一些活血消肿药物，如川芎、白芍、紫草、银花混合捣碎，装入棉质纱
袋，放在干锅内蒸热，然后将热纱袋捂在洗净的脸上，凉后取下，蒸热再捂，
如此重复10分钟，但注意不要烫伤面部。

十六、10分钟干燥皮肤植物蒸气浴治疗术

（一）补水可使皮肤润泽

苍白、干燥、失水、粗糙的面部皮肤，是需要美容的面部疾病之一。干燥
的皮肤主要是由于面部缺水造成的，所以通过补水疗法来完成。蒸气浴能有效
地给予面部皮肤水分的补充，在补充水分的同时，还应该给予一定营养成分，

植物蒸气浴疗法具有双重作用。

（二）具体方法

选用一些有收敛、软化、兴奋作用的植物（如金丝桃、雏菊、薄荷、款冬、迷迭香、桉树等）的花、叶、根、种、皮制成混料，取一把混料放在锅里，加1升开水，放火上煮2~3分钟（加盖）后把锅端下火来，用双层毛巾包头，把脸放在锅上，用蒸气来熏洗面部皮肤，可以蒸出汗来（大约10分钟），再用冷水洗一洗，每周这种蒸气浴可进行一次，能收到很好的疗效。

十七、10分钟柠檬浴雪白肌肤术

（一）名模的秘密

作为一名模特，如何保持一身雪白的肌肤，这不是什么秘密，只需要经常做柠檬浴。

过去的名人在入浴时，把名贵的法国香精滴入浴盆内，如此一来，香精会渗透入皮肤内，直到次日，身体还会散发出一股迷人的香味。由于香精直接抹在皮肤上会与汗水混合，成为一股怪味，所以她们才想出这种洗浴的方法。但是，今日的香精多为化学药品，香味人工化，还不如使用柠檬。

（二）具体方法

把柠檬切成薄片。丢入浴缸中。由于维生素C的作用，洗柠檬浴时，会觉得全身清爽无比。又由于柠檬皮上含有少量油脂，能使沐浴后的皮肤产生光泽。

十八、10分钟柠檬汁按摩消除皱纹、雀斑术

（一）年轻时切莫忽视美容

在年轻的时候，"雀斑美人"也许显得很俏皮很可爱，但是一到年华逝

去，满脸的雀斑可就令人遗憾了。所以，趁年纪轻时，要把这些讨厌的东西消除掉，免得日后后悔。

（二）具体方法

夜晚临睡前先将脸洗净，取一些按摩面霜或冷霜敷于手上，滴入3～4滴柠檬汁，将其揉匀后，平均敷在脸部各处，然后用手指头轻轻按摩10分钟。按摩完毕，用棉花拭去面霜，再敷上化妆水或乳液即可。

持之以恒地坚持一个多月，就可见其功效，皮肤较敏感者，柠檬汁可滴入沸水使用。

十九、10分钟柠檬敷面柔软肌肤术

每周1～2次，花上10分钟，用柠檬敷面，将有意想不到的效果出现。

具体方法

准备鸡蛋1个，去掉蛋清，将蛋黄、橄榄油、奶粉（或面粉）及少量的蜂蜜搅拌在一起，成为糊状，然后将柠檬汁滴在上面，敷在整张脸上（眼、唇除外）。

等脸上的敷面剂完全干掉时（10分钟左右），以温水洗去，然后拍一点化妆水即可。若是油性皮肤者，可加入橄榄油。面疱很多的时候，只用奶粉（或面粉）加一点柠檬汁敷面即可。继续做两个月之后，脸上发红的地方会消退，皮肤呈现光滑平坦而柔软。

二十、10分钟柠檬敷面美白护肤术

（一）柠檬食、用两便

巴黎的名女人，均使用柠檬作为柠檬敷面美容的用品。柠檬中含有机酸，它能使皮肤洁白，永葆鲜嫩。同时能使身体感到清爽有精神。

皮肤上的黑斑和雀斑及小皱纹等，都是由于麦拉宁色素作怪而引起的，只有维生素C才能分解这个可恨的麦拉宁色素。一个柠檬含有60毫克的维生素C，相当于一个成人每日所需要的维生素量。我们日常所吃的蔬菜水果中，以柠檬所含的维生素C最为丰富，所以柠檬被称为"维生素C之王"。

（二）具体方法

将半个柠檬绞汁，加入适量牛奶、面粉，调成糊状，敷在面上10分钟，用温水洗去，会使皮肤变白。

Chapter
{ 3 }

第三章

头面美容
保养术

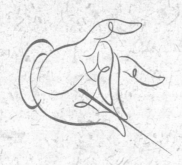

一、10分钟消除眼睛疲劳的按摩术

（一）眼睛在美容上占重要地位

"眼睛是心灵的窗口"，有神采的眼睛在美容上占着支配性的地位。

消除眼睛的疲劳，在保持眼睛神采方面具有重要意义，按摩疗法具有很好的消除眼睛疲劳的作用。

（二）具体操作方法

1 用双手中指刺激内眼角5次，指力向内侧强压至鼻部，每次按压5秒钟左右放手，然后再按压，连续2分钟。（图3-1）

2 用双手中指按压眼眶下中央位置5次，做穴位刺激，每次按压5秒钟左右放手，持续操作2分钟。（图3-2）

3 外眼角旁开大约3～4毫米处，用双手中指做穴位刺激5次，每次按压5秒钟左右放手，连续操作1分钟。（图3-3）

4 用食指、中指、无名指轻压眼内侧，无名指用力向外侧牵拉地用力按压，中指不要用力，用力会引起眼花，按压1分钟。（图3-4）

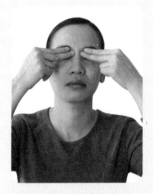 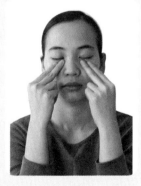 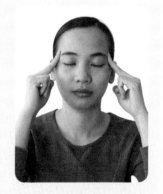

图 3-1 中指刺激内眼角　　图 3-2 双手中指按压眼眶下　　图 3-3 中指刺激外眼角旁

⑤ 按压合谷穴2分钟。合谷穴位于拇指根部和食指根部交叉间的柔软部位，用拇指每3秒钟强刺激5次，做穴位按摩。（图3-5）

⑥ 睁开双眼，依循下、左、上、右顺次将眼球反复旋转5次，然后再逆次序旋转1次，持续2分钟。（图3-6）

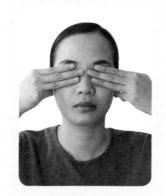
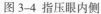
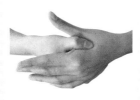
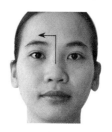

图 3-4　指压眼内侧　　　　图 3-5　按压合谷　　　　图 3-6　旋转眼球

上述1~4步骤的穴位刺激，有镇定视神经的作用。施用刺激手法时，会感到过分疲劳的眼睛被牵拉往头的后部，这种"牵拉感"可使视神经安定下来。上述手法还能去除皱纹，效果颇大。

合谷穴是大肠经穴位，自古以来都用于安定视神经，其效非凡。

二、10分钟消肿去袋功美目术

（一）眼袋可消除

一个人出现衰老以后，眼睛的各个组成部分即发生变化，其中最明显的变化是眼睑松弛，眼睑皮下组织疏松，出现外眼角下塌、眼角皱纹、上下眼睑充血、水肿、肿眼泡和下眼袋等，整个眼睛看起来缺乏年轻健美的神采。此功法可以改善皮下组织的供血状况，增强肌肉力量，消除水肿，去掉眼袋。

（二）具体练法

1 预备姿势　静坐。

2 练功方法　（1）放松形体，让意识缓缓地、任意流动，不必意守什么地方，只觉得自己置身于美好的大自然中。如果采用此法不放松意识，可以意守眉心之间的上丹田或小腹深处的下丹田。静养3分钟。

（2）意守两眼皮浮肿处，如有眼袋，就意守下眼皮处的水肿处。

意念：消肿，排除水分。意守3分钟。

（3）闭目静养，放弃意念1分钟。

（4）搓热双手，轻轻睁开眼睛，然后用左手捂左眼，右手捂右眼，手心微屈，离眼珠约3～5厘米，反复9次，约1分钟。

（5）手放回原处，运目1分钟。

眼睛按上下左右方向各转动9次，这时手心可感觉到一种微微地牵动感。

3 收功　两手食指轻轻按揉左右眼皮片刻。将头仰向天空，尽量向后仰，微转数圈，然后收回头部，前后左右再微转数圈，静立，睁开双眼。

三、10分钟明目功美容术

（一）不仅美容明目，还可治疗眼疾

这套功法具有很好的明目作用，对视物不清、近视、远视、散光等原因造

成的视物障碍具有治疗作用，对正常的眼睛有滋补、保健功效，在消除眼皮充血、水肿方面也具有很好的功效。

（二）具体练法

1 预备姿势　静坐。

2 练功方法　（1）放松形体3分钟。意守下丹田。

（2）深呼吸1分钟。意念放在自己的眼球上，眼球会感到发胀。

（3）闭目休息10秒钟。

（4）意念导引1分钟。意念仍放在双眼上，吸气时眼睛尽量睁大，意想天地之真气由眼睛进入体内，下沉丹田；吸气后保持不吸不呼6～8秒钟，但不要有意憋气；闭目时开始呼气。重复4次。

呼吸要平稳，不要过急过猛，要细细体会眼睛的感觉，眼睛睁大停止呼吸时，可以盯住一个目标，如一朵鲜花或一片绿叶。

（5）闭目休息10秒钟。

（6）第2次意念导引2分钟。意念再次放在双眼上。吸气时，紧紧地向内收眼球，好像感觉到眼内有一种强大的压力压向眼球。吸气停止后，仍保持眼睛的紧张状态6～8秒，此时不吸不呼，然后慢慢放松眼球，绵绵地呼出气来。

（7）闭目静养10秒钟。

（8）微闭双眼，轻轻地搓热双手，将搓热的双手轻轻地放在眼前，手轻轻地转动数圈，先向左转，后向右转，持续2分钟。

③ 收功　　睁开双眼，起立。

四、10分钟明目自我导引术

（一）练功可以改善视力

眼睛黑白，精采内含，神光充沛，视物清晰，这是中青年人年轻美貌的重要内容。遗憾的是，有众多的青少年因患近视眼却不得不戴上眼镜，既给学习、生活、工作带来很多不便，又很不美观。经过长期观察，练功可以改善视力。

（二）具体练法

① 静立养气3分钟：两足平行开立，与肩同宽，颈项正直，稍含胸，但上身不可过弯；膝关节微屈。双目轻闭，意守丹田。

② 运气3分钟：两臂轻轻前平举，同时意想双手劳宫穴内吸气，当双臂举到与肩平时，吸气结束；双臂缓缓下放，同时意想劳宫穴向外呼气。练过3分钟后，一般都有掌心发热、胀、麻等感觉，称为得气。

③ 导引4分钟：将得气的双手掌依次轮流对准眼睛，先右掌张开，劳宫穴对准右眼，意想将眼内"病气"抓吸出来，再慢慢将手臂放下，至最近地面时，意想将吸在掌中的"病气"呼出排入地下。右手休息，再用左手按同样动作和意念抓吸左眼"病气"。交替导引。

此功每日做1～2次即可，姿势、动作、方法一定要准确。练功后眼睛有轻微酸、麻、胀、痒等感觉，都属正常情况，可休息片刻，不要闭眼。

五、10分钟及时消除眼疲劳的美眼运动术

（一）眼睛疲劳可以通过运动消除

漂亮的女性，一般都会有一双美丽的眼睛，眼睛的保养尤为重要，及时地消除眼睛疲劳是保养眼睛的重要方面，眼睛运动是消除疲劳的极好方法，每当看书时间过长，或其他原因导致眼睛过度疲劳，您可做一下简单的眼睛运动术，有利于保持眼睛的秀美。

（二）运动眼睛的方法

1. 眨眨眼睛，然后注视远处的任何目标，最好是绿色目标，例如大树，注视2分钟，能有效地松弛眼睛肌肉，减缓眼睛疲劳。

2. 不要使头部转动，让眼珠转到左眼角，然后再转到右眼角，反复转动2分钟。

3. 不要抬头，也不要低头，眼睛先看上，后看下，连续2分钟。

4. 把眼睛尽量睁大，然后再尽量闭紧，反复操作2分钟。

5. 当眼睛疲劳，头感觉沉重时，拉十数下太阳穴附近的头发。以直角重拉头发，可以促进血运，消除疲劳，持续2分钟。

六、10分钟柠檬洁白牙齿术

牙齿在脸上是美容的重点之一，可以应用柠檬的漂白作用洁白牙齿。取一小方块纱布，将柠檬汁滴于纱布上，以手指卷着纱布，像刷牙一样来回摩擦牙齿，同时按摩牙龈，如此还可以预防齿槽脓漏。每天早晚各5分钟操作，每天10分钟，可起到美齿功效。

抽烟的人，牙齿上会有一层黄黄的牙垢，笑起来很难看，用柠檬漂白时，也要注意到牙齿内侧。吃过大蒜后，或喝酒后，口内会有一股臭气，也可用这个方法消除口臭，随时保持口内的清洁芳香。

七、10分钟除掉牙垢美容术

人人都希望有一口雪白如玉的牙齿。如果您的牙齿一旦发黄、发暗，甚至发黑，可以用以下各种方法解除您的烦恼。

1 ▶ 红糖刷牙除去烟垢法

取适量红糖放在嘴里含7分钟，使全口牙齿都浸泡在糖液中，再用比较硬实的牙刷，反复刷2~3分钟后漱口。每日1次，连续刷1个星期，烟垢一般就可全部脱落。

2 ▶ 乌贼骨刷牙除去黑色牙垢法

取适量乌贼骨（药店有售）研细，掺入牙膏内刷牙，每次5分钟，每日2次，可以祛除黑色牙垢。

3 ▶ 白矾刷牙除去黄色牙垢法

取白矾研成细粉，用牙刷蘸白矾粉刷牙，每次10分钟，便可将黄色牙垢除去。

4 ▶ 食醋刷牙除去黄色牙垢法

在刷牙时，往牙膏上滴两滴食醋再刷牙，每次5分钟，每日两次，刷牙后随即用清水漱口。坚持刷一段时间，就可除去牙釉质的污垢。

八、10分钟脸与颈部运动美容术

（一）脸上肌肉锻炼不可忽视

人的脸部面积虽不大，却有55块肌肉。这些肌肉如果不运动，面颊就会松弛。有趣的是很多妇女常常会花费时间于腹部按摩，而忽略脸部及颈部，如果能及早地注意颈部、脸部肌肉锻炼，以后才不会出现脸部及颈部肌肉松弛下陷的现象。每天10分钟的脸部及颈部运动会减少皱纹和松弛肌肉的产生。在运动前，为避免因运动而产生一些小皱纹，必须在脸部、颈部涂上一层润肤油或润肤乳。

（二）锻炼方法

① 每天早晨醒来后，张开嘴，尽量张大，往下颌拉，然后闭嘴将下巴向唇方向抬，可做2分钟，有减少下颌肌肉松弛的作用，也可避免双下巴的形成。

② 照镜时，尽量张大眼睛和把舌头伸出口外直至下颌、颈部肌肉有受牵动的感觉，拉鼻子顺时针方向运动，然后闭紧眼睛和嘴，反复做这种运动3分钟。

③ 细嚼泡泡糖3分钟，以减少唇边小皱纹。

④ 将一手拉后面头发往上提，使颈部向上提，闭紧嘴唇尽量向外抽吮，将嘴唇左右上下移动，眼睛尽量睁大，再用力闭紧，进行此运动2分钟。

如果"心灵反映于外在"这句话属实，除了重视美容处方外，也得重视心境。如果一个人不活泼、忧郁发怒，其外表就会有与心境相同的表情，出现不利于美容的脸与颈部运动，使面部皮肤产生层层皱纹。经常心灵不健全，心理不知足，则脸上表情不易生动，所以脸上神采飞扬才会有真正美丽，只有进行脸和颈部的正确运动，才会使脸及颈部更生动。

九、10分钟脖子、下颌美容术

（一）颈部活动会防止重下颌

如果颈阔肌松弛，颈部就会出现重下颌，同时脖子上也会出现像蜘蛛网似的细皱纹。鹅蛋形的脸受到损害，面颊肌肉也就垂下来了。

这种情况的发生，是因为人体其他肌肉一直在运动，只有颈阔肌经常处于不活动的状态。我们的大部分活动几乎都是低头做的，在这种状态下，颈阔肌完全是松弛的。肌肉不活动就会使皮肤枯萎，肌肉变弱。

因此脖子慢慢成为观察妇女年龄的标准。脖子上皮肤的皱纹增多比眼眶下面和嘴唇边出现的皱纹，比手上凸出的静脉血管和粗腰更为可怕。

因为颈阔肌的变化如此重要，希望您花点时间护理脖子和下颌。下面介绍几种能延缓出现颈阔肌皱纹的方法，只要经过1~2个月的锻炼，您一定会取得良好的效果。

（二）锻炼方法

① 照镜子练习法

这个练习很简单，但要努力做好。

坐在镜子前。为了检查动作，一只手放在双侧锁骨下压着，另一只手贴在双侧腮帮上，然后嘴的两角用力下垂（仿佛你表示出一种满不在乎的样子），使嘴成马蹄形，同时颈阔肌用力收缩。如果动作做得正确，您会感到颈阔肌很紧张。颈阔肌用力收缩几秒钟，然后放松。一般做这个练习前要轻轻按摩颈阔肌2分钟，练习6分钟后再按摩2分钟。

因为做这个练习时，表情很不好看，所以尽量不要有旁人在场。

②　冷热敷下颌法

准备两个大碗，一个大碗内盛冷水，另一只碗内盛热水。每个碗内放一块叠成两层的软布。

取出一块冷水浸湿的软布，把软布上的冷水轻轻地拧干，以避免使用时滴水。然后把软布弄平贴敷在下颌上，把软布的两头拉紧。使它紧贴下颌，然后把它放在冷水碗里，再换一块热水浸湿的软布，做同样动作。这种冷热敷可持续10分钟。热敷时要陆续加热水。每隔2~3天做一次这种护理。冷热敷后把软布放在热水碗里洗干净。然后晾干。这是一种特殊疗法，热水使皮肤的血管扩张，冷水使血管收缩。

③　10分钟发音练习法

把软布叠成4层放在热水碗里浸湿后，再取出，把软布上的热水轻轻拧干。然后右手拿住软布的一角，用力地拍在右脸颊下部和下颌，拍打2分钟，把软布放在左手上，同样拍打左脸颊下部和下颌2分钟。

把嘴前伸成圆形，然后用力发"噢——乌——伊"的声音。这种练习有助于颈阔肌活动。练习6分钟。

同时建议你看书或看报时，不要把书放在桌子上，更不允许把书放在大腿上。应该把书或报放在与眼睛一样的高度上，距离30厘米。走路时头要保持正直，两眼尽力向前平视。

十、10分钟美颈功

（一）美颈功应持之以恒，坚持锻炼

颈部的美观已愈来愈多地引起了人们的重视，因此，美颈功就成了美容气功中不可缺少的一部分。通过美颈功的锻炼，可使颈部皮肤不松懈，活动灵活而有力，并可治疗颈椎病、肩周炎、面部疾患等，但要收效明显，必须持之以恒，坚持锻炼。

（二）锻炼方法

1 预备姿势

静坐。

2 练功方法

① 放松全身，意念集中在颈部，半分钟。

② 深深地吸一口气，感觉气已经吸进腹部深处。

③ 保持不呼不吸的状态，把头慢慢低下，尽可能使下颌碰到胸骨。低头时身体尽可能放松。

④ 仍屏住呼吸，把肩轻轻抬起，把颈椎尽量绷紧，身体要保持平直。

⑤ 保持上述姿势10秒钟，然后呼气。在呼气过程中慢慢地把头抬起，把身体慢慢放松，然后自然呼吸两口气。

　　做2～5动作反复数次，花时3分钟左右。

⑥ 深深地吸一口气，然后屏住呼吸。在屏住呼吸的同时，将头轻轻地向后仰去，尽可能地向后仰，应感觉到背上有牵扯的感觉，脸上好像涌上了血，有些发热。同时尽量睁大眼睛。

⑦ 当头仰到最大限度时，眼睛盯住一个目标，保持这种姿势10秒钟。

⑧ 开始呼气，头同时慢慢抬起，眼睛从目标收回，平视前方，身体放松。

⑨ 自然呼吸两口气后，再重复这一动作。

　　重复6～9动作数次，持续3分钟。

⑩ 休息几秒钟后，将头向顺时针方向慢慢转动9圈，转动时头要尽可能地向外偏倒，每转一圈要尽量到位。

⑪ 顺时针方向转动后，再慢慢逆时针方向转9圈。重复9～10动作数次，2分钟。

12 用双手顺上下方向轻轻地按摩颈部及肩颈部，意念消除颈部皱纹，持续2分钟。

十一、10分钟下巴健美操美容术

（一）下巴肌肉应及早加强锻炼

下巴美与不美在面部美容中意义重大。女性到一定年龄，面颊肌肉开始松弛、下垂，会直接影响面部的美观，所以女性朋友应该及早加强下巴肌肉的锻炼，增强肌肉的肌张力，保持面容的秀丽。

（二）锻炼方法

1 仰卧，头下垫一枕头，用颈部压枕头，收缩脖颈上的肌肉1分钟。俯卧，前额顶枕头，收缩脖颈上的肌肉1分钟。

2 躺在矮桌上，头部悬空，两臂平放在身体两侧，抬头，下巴靠近前胸，然后往后扬，还原，持续操作2分钟。

3 躺在矮桌上，头部悬空，两臂平放在身体两侧。头部向右转，再向左转，下巴、脖子与地面平行，持续2分钟。

4 俯卧，两臂向前伸直，掌心着地，抬头、伸脖、低头、伸脖，持续2分钟。

5 立正或端坐，头部保持平直，两手交叉紧贴后脖，头部使劲后倾，半分钟。右手贴右侧太阳穴，头部使劲向右倾，并用手顶头部1分钟，换一侧，再做1分钟。

十二、10 分钟颜面体操美容术

（一）颜面体操的作用

这套颜面体操是赵薇妮女士发明的。坚持练习，会起到以下作用：

①　活动脸部肌肉，改善血液、淋巴液流动，使肌肤健康。

②　消除脸部多余赘肉，使脸庞秀丽。

③　肌肉柔软，表情生动，不要歪斜。

④　活动下颌，刺激大脑，头脑清醒，同时消除紧张疲劳，安神益智。

⑤　活动下颌，自然矫正牙齿排列及咬合。咬大牙的运动也可以巩固牙床。

⑥　下颌及颈部的活动相结合，治愈"颈椎综合征"，消除双下巴，去除颈部多余脂肪。

⑦　可防止、消除眼睛疲劳。

⑧　活动舌头，振奋精神，增进食欲。

⑨　对耳部的反复刺激比穴位刺激更能有效地保持健康。

此外，颜面体操的作用机制，主要是颜面上有大量的穴位，做颜面体操会刺激这些穴位，反射性地将作用波及全身，从而起到保健和美容的作用。（图3-7、图3-8）

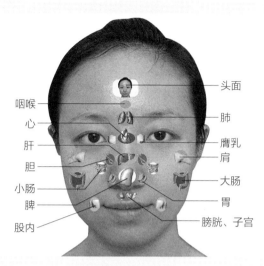

图 3-7　面部反射区

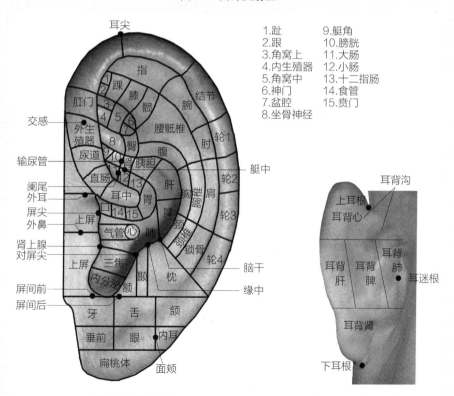

图 3-8　耳部反射区

（二）颜面体操练法

此操最好是在洗脸后保持清洁的状态下进行，做完操，血液循环加快，此时最好不要擦任何化妆品，以给皮肤很好的供氧。

此操在一天中做几次都没有害处，但晚上洗完澡做更好。这样更有利于血液循环。

1 耳朵操

1 拉耳操

①手指捏住耳垂慢慢向下拉，持续10秒钟。（图3-9）

②抓住耳朵上方并慢慢向上提，持续10秒钟。（图3-10）

③整个耳朵捏在手中向外侧拉，持续10秒钟。（图3-11）

2 捏耳操

用拇指与食指由上至下慢慢捏遍整个耳朵，持续30秒钟。（图3-12）

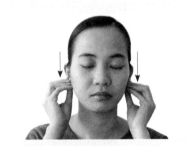

图3-9 下拉耳垂

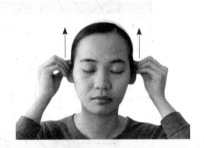

图3-10 上提耳朵

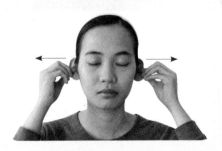

图3-11 外拉耳朵

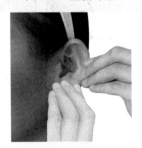

图3-12 捏遍整个耳朵

② 眼球操

（1）首先头部左右摆动各10次，慢慢地幅度要大。（图3-13）

（2）面对正前方，眼睛睁开，嘴慢慢张大，一次5秒，做5次。（图3-14）

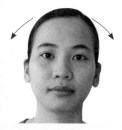
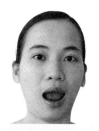

图3-13 左右动头　　　图3-14 张嘴

（3）面对正前方，眼珠尽量向右靠5秒，再向左靠5秒，然后第一次闭眼休息。（图3-15a、图3-15b、图3-15c、图3-15d）

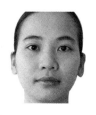
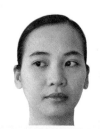
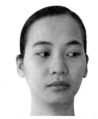
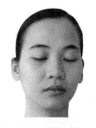

图3-15a 正视前方　图3-15b 眼珠右看　图3-15c 眼珠左看　图3-15d 闭眼休息

（4）睁开眼睛，尽量向右上方看5秒，再向左下方看5秒。（图3-16a、图3-16b）

（5）同样要领向左上方看5秒，再向右下方看5秒，第二次闭眼休息。（图3-17）

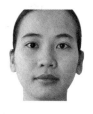
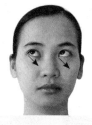
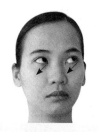

图3-16a 正视前方　　图3-16b 从右上方向　　图3-17 从左上方向
　　　　　　　　　　　　　　　左下方看　　　　　　　　右下方看

（6）转动眼珠，向右转5下，再向左转5下。（图3-18a、图3-18b、图3-18c）

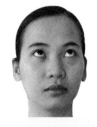 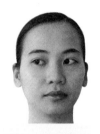 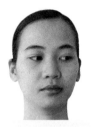

图3-18a 转动眼珠　　　　图3-18b 向右转　　　　图3-18c 向左转

③ 舌操

① 开口转舌操：张大嘴，舌头伸出，欲舔鼻尖状，来回转，右3回，左3回。（图3-19）

② 二片舌操：口轻轻闭上，舌尖伸出，舔鼻尖和下颏帮上下活动，上5秒，下5秒，各3回。（图3-20）

③ 口内压力操：口内的舌尖用力把周围的肌肉向外顶并转动，右转2回，左转2回。（图3-21）

④ 咬舌操：舌头从内向外分5段，以无痛感的程度，咬舌头并向前推进，重复2回，1段2秒钟。（图3-22）

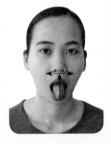 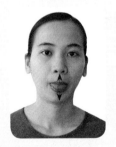 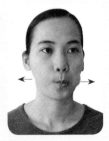 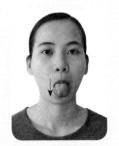

图3-19 开口转舌操　　图3-20 二片舌操　　图3-21 口内压力操　　图3-22 咬舌操

（5）剃须时做舌体操：无论是用电力的还是普通的剃须刀，保持普通的表情，就有点难剃。如果让脸变形一下，舌头从口内把鼻下方、下颏前部、脸颊的部位顶出后，既做了颜面体操，又方便剃须，一举两得。（图3-23）

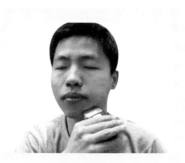

图 3-23 剃须时做舌体操

（6）口中满含水的口内体操：一般人刷牙时，口里含少量水刷刷牙便完事。其实刷牙时应留心让口里含满水，让口胀起来，再鼓漱使水左右活动；还有用牙刷时，尽量张大嘴，这也都是有益于颜面肌肉弹性的体操。（图3-24）

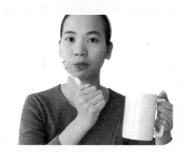

图 3-24 口中满含水的口内体操

④ 颜面操

（1）金刚脸：牙齿轻轻咬住，脸部肌肉全部向外拉，眼睛瞪出来，眉毛上提，脸颊也上提。保持10秒钟。（图3-25）

（2）梅干脸：与"金刚脸"相反，脸部肌肉都向脸中心集中，眉毛以鼻子为中心聚拢，保持10秒。（图3-26）

（3）放松脸：眼睛闭上，脸部肌肉放松，保持1秒。（图3-27）

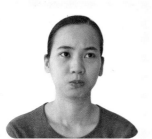 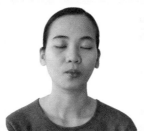 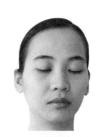

图 3-25 金刚脸　　　　图 3-26 梅干脸　　　　图 3-27 放松脸

> **要点** 这是一组连续的颜面体操，按"金刚脸""梅干脸""放松脸"的顺序重复做3次。该用力就用上全部力气，该放松就完全放松。

④ 化妆前的"金刚脸"和"梅干脸"：无论是化妆还是卸妆，要想保护皮肤，就要把保持血液循环作为美容的秘诀。因此，先做"金刚脸"和"梅干脸"的颜面体操，并且最好配合颈和肩的伸展操一起做，这对改善血液流动，增进代谢极有益处。

⑤ 下颌操

① 开颜操：嘴张开到最大限度，保持10秒，连做3次。（图3-28）

② 回转下颌操：用下颌绕∞字，幅度尽量大，右转2下，左转2下。（图3-29）

③ 压大牙操：不屏息，咧开嘴咬合大牙，1次10秒，共3次。（图3-30）

④ 后仰开颜操：头后仰，边呼吸边开口，1次10秒，共3次。（图3-31）
头后仰最初颈根部肌肉酸痛，这说明该处肌肉僵硬，习惯后疼痛会消失。

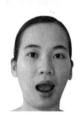 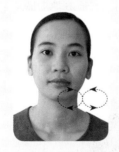 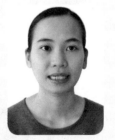 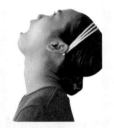

图3-28 开颜操　图3-29 回转下颌操　图3-30 压大牙操　图3-31 后仰开颜操

⑥ 伸展操

（1）一手做抓背动作，另一手轻压其肘部。（图3-32）
同样动作，两手交换再做一遍。

（2）一手在腰后抓住另一手手腕，头向前侧方倾斜。（图3-33）

同样动作，换手反方向再做一遍。

（3）双手在头上方交叉，并向后伸展，保持10秒。（图3-34）

两手交换握再做一次。

（4）双手在后颈部交叉，并向下压，保持10秒。（图3-35）

（5）头部慢慢左右旋转，这时不要屏息，转一圈吸一下气，吐气再转
一圈。（图3-36）

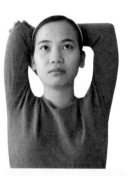

图 3-32 抓背压肘

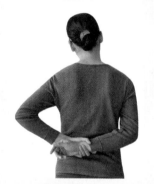

图 3-33 腰后抓腕

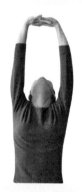

图 3-34 双手在头上方交
叉并向后伸展

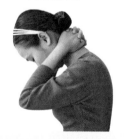

图 3-35 双手在后交叉压颈

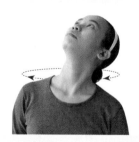

图 3-36 头部左右旋转

Chapter

{ 4 }

第四章

肢体美容
锻炼术

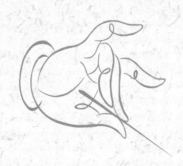

一、10 分钟上课时的美容操

（一）做操前的准备

把身体坐直，尽量挺胸，调整呼吸，将体操的要领牢牢记入大脑，希望苗条的部分要多用力，这就是秘诀。因为在上课时，身体上半部不能摇动，并必须保持呼吸平稳，对于美容体操反而特别有益处。

（二）美容操的步骤

❶	使脚踝变细	将双脚的掌心部分贴在桌底下的横杠上，以横杠为中心，双脚交互上下摆动，操作2分钟。
❷	使小腿变细	把大约等于两本电话簿厚的教科书放在并拢的大腿上，做脚尖踮起、放下，踮起、放下的动作数次，此时膝盖一定要用力而且整齐，操作2分钟。
❸	使大腿苗条	上身保持不动，两腿尽量向前伸直且抬高成水平状，在这个姿势下，只有脚尖做弯曲、伸直的动作，一直要做到大腿肌肉略微酸痛时才放下，约3分钟。
❹	消除腰部赘肉	两膝并拢，小腿与膝盖成直角，脚尖不能着地，双脚悬垂着，然后配合呼吸做腹部收缩的动作，反复多做数次，约3分钟。

二、10 分钟休息时的美容操

（一）两人一起做效果更好

凡是女孩都有爱美之心，追求美是每时每刻，不拘时间和场所的。女学生们学业繁重，大部分时间都必须用来学习，因此应该抓紧时间，坚持利用休息时间做美容操。

利用下课10分钟或中午休息的时间，邀请同学一起做，不但可以增进友情，也可借此种方式达到苗条的效果。

（二）具体步骤

1 美化乳房的形态

两人面对面站好，两手尽量伸直，恰好能接触到对方的指尖为止。然后腰向前伸，使手掌与对方手掌密切贴合，再放开，此动作坚持5分钟。注意，手和肘关节不能弯曲。

2 消除腹部赘肉

两人背贴背站好，互相勾住对方的手臂，好像背小孩的动作一样，互相交换背对方，使身体能够前后屈伸，此时两个人的背要紧紧贴住不可分开，做此美容操时最好找个"块头"和自己相当的同学一起做，坚持5分钟。

三、10分钟扫除时的美容操

（一）劳动与锻炼相结合

女学生们最讨厌的事情之一就是扫除，扫除一般时间比较长，而且内容枯燥，怎样度过这一段时间呢？其实若能利用扫除的时间做美容体操，那才是一举两得，既完成了扫除任务，又美化了机体，何乐而不为呢？

（二）扫除时的美容操做法

1 扫地时的美容操

扫地时，一只手拿着扫帚的上方，另一只手拿着扫帚的下方。扫帚与身体斜向交叉，以这样的姿势扫地可使胸部坚挺，腰部变细。扫累了休息一会，左右手交换再扫，也就等于是在做挺胸和细腰的美容体操。坚持做5分钟。

② 擦玻璃时的美容操

擦玻璃时，可同时做踮脚尖的动作，配合深呼吸而脚尖一上一下，可使胸部坚挺，脚踝变细。但若擦高处玻璃，则必须小心站稳，以免发生意外。坚持做动作5分钟，也就等于做美化脚踝和胸部的美容操。

四、10分钟手臂美容按摩术

（一）按摩手臂可健脑美容

按摩不仅能治疗某些疾病，还有保健作用。下面这套手臂按摩术，是一套方法简便、收效良好的按摩法，可以促进手臂血液循环，增强手臂功能，减轻疲劳，而且手臂经脉与头部相通，还具有很好的健脑美容之效。

（二）具体方法

① 先按摩左手臂，然后再按摩右手臂。

② 按摩手臂时，由下而上，按摩手指时，由指尖向里。

③ 按摩手臂时，先按摩内侧，后按摩外侧，稍用力。

④ 先按摩手臂5分钟，左侧2.5分钟，右侧2.5分钟。

⑤ 再按摩手指5分钟，左、右手各2.5分钟。

手臂内侧为手三阴经，手臂外侧为手三阳经，三阳经从手走到头部，所以按摩手臂具有调节经脉的气血运行，加快新陈代谢，从而起到美容作用。

五、10 分钟美化手的运动

（一）手的美化也不应忽视

除了脸以外，手露在外面的时间最多，虽然有时候可以戴手套，但使用手套的时间毕竟有限。一个美丽的女性，手的秀美是非常重要的，根据自己手的生理条件，持之以恒地做手的运动，可以改变原来方大、短粗等不理想的手形，使之雅观而生动。

（二）具体方法

① 紧握拳头，然后把手指一个一个地伸开，尽量往后伸，使手指变为扇形，2分钟。

② 用一只手逐一地按摩另一只手的每一个手指，两手交换着按摩，2分钟。

③ 用一只手用力拉另一只手的每一个手指，两手交换地拉，2分钟。

④ 手腕放松，五指松开，上下甩动，像打字或弹钢琴一样，2分钟。

⑤ 翻花鼓，这一种动作的要领是，尽可能将手指往外翘，会使手变柔软、有生气，做2分钟。每天做1次。

六、10 分钟手指柔软锻炼

① 使劲握拳，突然张开，手指尽量伸直，速度要快，共做3分钟，左右手交替进行，每只手1.5分钟。（图4-1）

② 每个指缝中央一个乒乓球，用力挤压，共做2分钟。（图4-2）

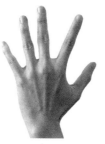 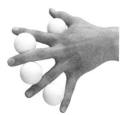

图 4-1 手张开　　图 4-2 指缝夹乒乓球

③ 2.5分钟内用左手将一块面团捏成鸡蛋大小的圆球，然后换手捏。（图4-3a、图4-3b、图4-3c、图4-3d）

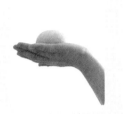 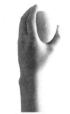 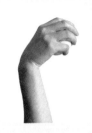 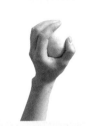

图 4-3a 手捏圆球　　图 4-3b 手捏圆球　　图 4-3c 手捏圆球　　图 4-3d 手捏圆球

七、10 分钟手指灵巧性锻炼

① 放松手腕，用手指尖向一个方向划圈，再向另一个方向划，每个方向划10次，可两手同时进行，动作要快。持续做2分钟。（图4-4a、图4-4b）

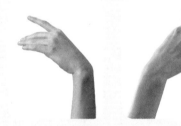

图 4-4a 手指尖划圈　图 4-4b 手指尖划圈

② 张开手，五指并拢，从食指开始，一个接一个地弯曲手指头，一个手指弯曲时，其余手指保持不动。然后由小指再回到食指。反复2分钟。（图4-5a、图4-5b、图4-5c、图4-5d）

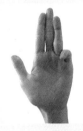 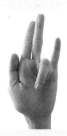 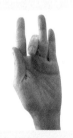 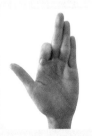

图 4-5a 弯曲手指头　图 4-5b 弯曲手指头　图 4-5c 弯曲手指头　图 4-5d 弯曲手指头

③ 张开手，五指并拢，从拇指开始，一个接一个地分开指缝。然后再由小指回到拇指，重复2分钟。（图4-6a、图4-6b、图4-6c）

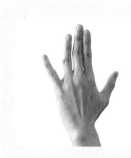 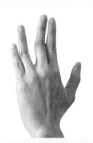 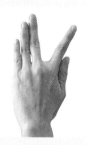

图4-6a 分开指缝　　　　图4-6b 分开指缝　　　　图4-6c 分开指缝

④ 张开手，用大拇指划圈，每个方向划数次，持续1分钟。（图4-7a、图4-7b）

⑤ 从食指开始，将一支铅笔一个指头一个指头地送到小指，再由小指送回到食指，持续3分钟。（图4-8a、图4-8b、图4-8c）

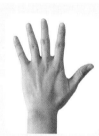

图 4-7a 大拇指划圈　　图 4-7b 大拇指划圈

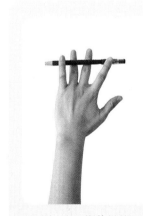 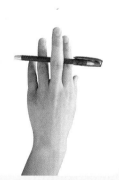 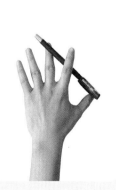

图 4-8a 指传铅笔　　　　图 4-8b 指传铅笔　　　　图 4-8c 指传铅笔

八、10分钟柠檬摩擦美化手脚术

雪白而滑嫩的手脚，最能使人心动。手脚是身体最常运动的部位，所以此处应该特别注意美化。

1 摩擦法 用喝完柠檬汁剩下的薄片来按摩手和脚。开始用柠檬肉，即含维生素C较多的地方来摩擦手指和脚趾。沉淀而不健康的颜色立即会消退而变成粉红色。然后用柠檬皮再摩擦1次，皮中所含的柠檬油，能改善皮肤的粗糙而使其光滑。平常不注意的关节和手茧、脚茧，用柠檬皮按摩，黑色和老皮很快消失，恢复原来的白皙，每天摩擦10分钟，持之以恒会收到良效。

2 浸泡法 冬天手和脚容易冻伤、皲裂的人，在脸盆中注入温水，放一点柠檬片，浸泡约10分钟后，把手脚浸于其中，就好像用柠檬水按摩一样，能促进血液循环，滋润皮肤。一次浸泡10分钟，即可收到效果，坚持浸泡一段时间，则可彻底改善冻伤、皲裂的手脚。

九、10分钟胸部健美操

① 立正，两腿微微分开，收腹，两臂前平举，手握小哑铃快速上下运动10次，动作不要太大。重复2分钟。（图4-9）

② 立正，两腿微微分开，收腹、撅臀，两臂前平举，然后侧平举，手心朝上，吸气，两臂收回，前平举，呼气，动作要慢。持续重复2分钟。（图4-10、图4-11）

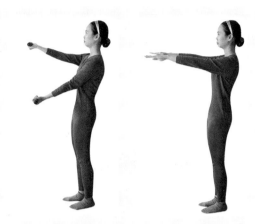
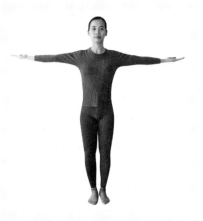

图 4-9 两臂前平举手握   图 4-10 两臂前平举   图 4-11 两臂侧平举
小哑铃上下运动

③ 面朝下，两手着地，两臂伸直，收腹，背部不下塌。上身靠近地面，两臂弯曲，呼气。还原，吸气。根据耐力，可做6～10次。速度要慢。稍事休息后再做，持续2分钟。（图4-12、图4-13）

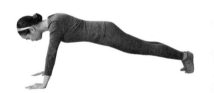
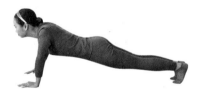

图 4-12 两臂伸直俯卧撑   图 4-13 两臂弯曲俯卧撑

④ 俯卧，两臂向前伸直，抬起上身，共做15次，尽量使脊柱拉长，持续1分钟。（图4-14、图4-15）

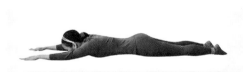
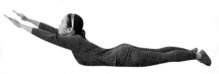

图 4-14 俯卧拉长脊柱   图 4-15 抬起上身拉长脊柱

⑤ 仰卧，屈膝，手握小哑铃，两臂向两侧伸直，两臂上举至垂直，呼气，还原，吸气。慢速做10次，持续2分钟。（图4-16、图4-17）

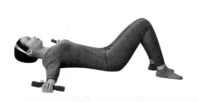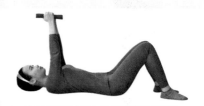

图 4-16 两臂向两侧伸直握小哑铃　　　　图 4-17 两臂上举握小哑铃

⑥ 仰卧，屈膝，两臂向后伸直，手握小哑铃。两臂交替上举，动作要快，腰部贴地，共做12次，稍加休息后再做，持续1分钟。（图4-18、图4-19）

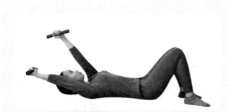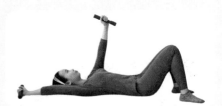

图 4-18 两臂向后伸直握小哑铃 a　　　　图 4-19 两臂向后伸直握小哑铃 b

十、10分钟美乳健胸功

隆起而富有弹性的乳房，是女性健美的重要特征。但有些女子虽然已过发育期，乳房仍发育不全或不发育，整个胸部扁平无峰；另有一些少女，乳房又过于肥大，松弛而下垂，缺乏曲线美；还有些中青年妇女，由于哺乳或疾病等原因，乳房萎缩或变形等，由此引起许多烦恼。对于男子来说，发达的胸肌体现出一种阳刚之美。

（一）意想按摩法

① 站式或坐式，全身放松1分钟。

② 放松形体后，意守膻中（经期不练或守而不紧）。静坐2分钟，胸口应有温热感。呼吸绵绵，自然呼吸。

③ 将温热的感觉向两乳房散开，意识也放在乳房上。注意调息，吸气时意想汗孔也在吸气，然后把意念集中在双乳上，呼气时意念慢慢从双乳呼出。反复1分钟，乳房应有胀大的感觉。想象乳房的乳腺发达起来，乳房真的胀大了。

④ 不加任何意念，放松静养2分钟，乳房仍有一种肿胀的感觉。

⑤ 将双手轻轻搓热，用手指轻轻地沿乳房四周按摩，不要太快，每一处都要顺着皮肤方向压下去，要加上意念按透，不要只是轻搓表皮，但用力不要过猛。

乳房已经下塌者，千万不要从上方下按乳房，要从下至上在根处多按摩几次。乳根按摩完后，再用手指轻轻由乳根向乳头方向按摩。动作千万不要太大。最后再搓热双手，用双手手心轻捂住乳房，手指均匀分开，轻轻按摩一会儿。这时每个手指都均匀地压在乳房周围，转动的方向没有规定，但手心一定不要压在乳头上，要形成一个虚掌。按摩后轻轻拿捏一会儿，持续2分钟。

⑥ 按摩结束后，再静养一会儿，半分钟。

⑦ 将双手从胸前压下，气沉丹田。初学练功的人，可能练中会感到胸闷，可多压几次。半分钟。

⑧ 拍打前胸，微微含胸，不要用力，轻轻拍打。一分钟。全功结束。

（二）按摩点穴丰乳法

1 ▶ 准备半圆如健美乳房大小的皮球两个，挂上胸部健美的画像。自然坐式，自然呼吸，手摩皮球，自视画像，意想二者化为自己的乳房，意想2分钟。

2 ▶ 在室内脱去内衣，摘掉乳罩，把气从丹田引到手部劳宫穴，然后面对穿衣镜，自然站式，以单指反复揉摩乳房和乳头，先右手按右侧乳房，再左手揉右侧乳房。揉摩顺序：先以中指触按两乳间之膻中穴，再沿乳房下线用力由内向外再向上做弧形按揉至腋下，同时吸气，意想外气进入乳房。然后再由腋下向上沿乳房上线由外向内轻轻摩擦至膻中穴，同时呼吸，意想乳房膨大丰满如球。持续3分钟。

3 ▶ 用气点按乳部天池、膺窗、乳中、乳根穴和少泽穴，然后运气揉擦按捏整个乳房，先两手上下合按，再两手左右合按。自然呼吸，最后提拉乳头10次，意想乳房因受刺激而膨大。持续2分钟。

4 ▶ 气守丹田3分钟。

（三）中宫收缩法

此法适用于乳房下垂者。

方法是：

1 立正站式，头向上顶，下颌微收，两手合掌立于胸前自然呼吸，意守膻中5分钟。	**2** 深吸气，挺胸收腹，两手用力互推，意想下垂松弛的乳房紧缩上提。徐徐呼气，胸腹放松，两手减力，意想紧缩上提的乳房丰满而富于弹性。持续5分钟。

（四）托乳美胸操

练习方法是：

1 立正站立，两手半握拳置于小腹部，掌心向内，吸气，意想气吸入肚脐。

2 两手向两侧平伸，由拳变掌，掌心向下，呼气，意想气聚乳房。

重复1～2动作，持续1分钟。

3 两手下垂于体前，掌心向下，再以肩关节为轴，徐徐向侧后方运转，同时吸气，意想气吸入命门。

4 稍停，手指半屈，屏住呼吸，然后双臂由侧后方向上、向前下降，手指逐渐展开，同时呼气，意想气聚乳房。

重复3～4动作，持续1分钟。

5 两臂向前平举，掌心向下，吸气，意想气吸入涌泉。

6 上体前下屈，同时两臂经下向后振，呼气，意想气聚乳房。

重复5～6动作，持续1分钟。

7 上体伸直，两臂经前下方上举，掌心向前，抬头挺胸，吸气，意想气吸入脑中。

8 两臂放下，自然后摆，呼气，意想气聚乳房。

重复7～8动作，持续1分钟。

9 仰卧，两臂上举，横看全身成"一"字形，自然呼吸身放松1分钟。

10 上身抬起，与腿成直角形，双臂上举，吸气，意想气吸入肚脐。

11 上身向前俯屈，双臂直伸向前，压抚足背，呼气，意想气聚乳房。

重复10～11动作，持续1分钟。

12 屈膝跪下，身体与小腿成直角，然后，两臂经前方上举，手指伸直，吸气，意想气吸入肚脐。

13 挺胸仰身向后，两臂随之向后下方降落，至手指触地，呼气，意想气聚乳房。

重复12～13动作，持续1分钟。

14 俯卧，两臂弯曲，双掌置于胸两侧，掌心向下、上体稍离地，脚趾抵地。然后臀部用力，撑起身体，全身保持正直，吸气，意想气吸入膻中。

15 肘屈曲，身体下降至稍离地，呼气，意想气聚乳房。

重复14～15动作，持续1分钟。

16 立正站立，全身放松2分钟。

（五）吐纳健胸法

此功法促进胸部肌肉发达强壮，扩大胸围，增长身高。

具体方法：

1 身体松立，两腿分开与肩同宽，两手平端于胸前，两指尖相对，手心朝地。眼睛微闭，静立片刻，大约1分钟。

2 慢慢吸一口气，气吸完后，开始呼气，呼气的同时，身体慢慢地转向左侧，两腿不动，身体转到不能再转的部位时，呼吸完毕。

3 再开始吸气，身体随着吸气回到原位。

4 开始呼气，呼气的同时，身体尽可能地转向右侧。

重复2～4动作，持续2分钟。

5 两手心由指尖相对，改为手心面向胸部。此时，不再控制呼吸，意念集中在胸部上。再注意一下身体的放松，然后保持这种姿势6分钟。如在练功中觉得手臂太沉，不能支持，可轻轻放下，休息片刻，再置于胸前。

6 意念放松。两手依次拍打胸部、臂部、腹部、腰部、大腿、小腿。然后用手互搓小臂、小指，再活动一下腰腿。收功完毕。

（六）棕榈式

此功法是瑜伽术的一种，常练此功能扩大胸围，纠正发育不对称的胸部，促进肌肉的发达，增加身高，对促进胸部肌肉和呼吸系统器官的活动产生意想不到的效果。

具体练习方法是：

① 身体放松，保持平直，两脚之间成45°角，两手放在身体两侧，自然下垂，双目平视前方，正常呼吸，持续2分钟。

② 手指绷直，开始吸气，吸气的同时双手逐渐向前抬起，两手手指相对。手抬至与肩同高的位置时，吸气完。这时应手心向上，两手要保持平稳，手臂要尽可能伸直。

③ 屏住呼吸做以下几个动作：手掌翻向下，双手放回身体两侧，然后将手臂向身体两侧抬起，抬至与肩同高，两臂成一直线，眼睛直视前方。约停1秒钟，手放回身体两侧。然后手掌向前平举，手心向下，两臂伸直且相互平行。约停1秒钟，两手臂手心相对，向上伸直举起，一直举到最高处，两手心仍然相对，两手之间约距15～20厘米。这时身体要伸直，眼睛平视前方。约停1秒钟，两手向下移动至身体两侧，恢复平举状，手心向下，双手绷紧，保留在一条直线上，动作仍停留1秒钟。

④ 开始呼气，并慢慢将手放下。当手放至身体两侧时，呼气也结束了。全身放松，双手自然垂放。深呼两次，感觉不憋气了，再重复进行。

重复2～4动作，持续6分钟。

⑤ 全身放松，2分钟。

十一、10 分钟隆胸健美锻炼

隆起的胸脯是典型的女性美。（图4-20）

调整胸围的曲线美，既需要调整乳房的形状，也需要将上半身和乳房周围过多的脂肪减去。双管齐下方可见效。这是隆胸的关键所在。否则乳房隆起了，胸腰界限不分明如竹筒腰，也是不美观的。

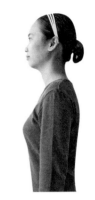

图 4-20 隆起的胸脯

（一）经络隆胸法

影响乳房发育最大的因素是产婴后分泌乳汁。乳腺从少女思春时期开始发达起来，是形成女性形体美的一个部分。

促进乳房发育成长主要有两个方面。其一是与妊娠有关的雌激素，它是内分泌腺分泌的，一旦怀孕，雌激素在使子宫壁肥厚，保护胎儿的同时，亦刺激乳腺准备产婴后所需的母乳；其二是从皮肤直接刺激乳腺刺激部位以乳房下侧至腋下尤为见效。

肝经、肾经、胃经等经都通过乳房，有令乳房发育的作用，所以刺激这些经脉可以使乳房发育。轻轻按摩这些经脉可将刺激传导到乳房，促进其发育。

（二）拧转按摩法

① 首先一只手持刷，放在乳房下，将另一只手放在心窝上。

② 跟着乳房曲线之势，将手推放在胸骨间，由乳头稍下位置起。至腋下用力擦，然后再由腋下向上用力推。此时手的动作是：两肘平放，肩部作大旋转状，用力向上推举。

③ 由乳房上方开始至中间的胸骨，稍用力柔和地轻擦。

1～3为一组动作。按擦10次后再按擦另侧10次。双侧重复进行，持续10分钟。

（三）擦油摩擦法

1 首先用右手掌托住右乳房，手指并拢，再将左手轻放在右乳房上端，手指并拢。

2 右手沿着乳房线条之势用掌心向上托，左手顺着圆势轻轻按下。

此动作施行10次以上，然后交替用左手托住左乳房，再用右手放在左乳房上，用同样方法来刺激约10次。左右侧交替进行约10分钟。

（四）刺激性亢奋法

1 用硬布或刷来按摩股间部位，这可直接刺激生殖器官，促进功能亢进。

2 在腰部督脉，由上而下刺激5次，可促进支配生殖器官的中枢神经，可促进乳腺发育。（图4-21）

重复1～2动作，持续10分钟。

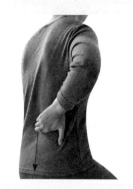

图 4-21 由上而下刺激腰部督脉

（五）提升乳房法

乳房下垂的主要原因是由于胸肌收缩作用减退，肌肉松弛时尤其显著。进而乳房失去弹性或乳房四周的脂肪过多使乳房松弛下垂。女性因产婴喂乳，乳房因而松弛下垂非常多见。恢复胸肌收缩功能和去除多余脂肪，能有效控制乳房下垂。

① 在胸乳间前方10厘米左右位置合掌，合掌时，肘部张挺展开，双眼闭合或者斜看上方。（图4-22）

② 挺胸翘首在4秒内吸满空气，合着掌时尽量用力。左右肘至臂合成一字形。（图4-23）

③ 用4秒时间徐徐呼气，去力，放松。一呼一吸用8秒。（图4-24）

重复1～3动作10分钟。

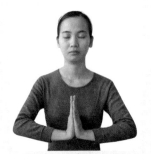 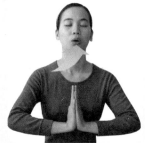 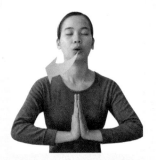

图4-22 合掌于胸乳间　　图4-23 合掌于胸乳间，　　图4-24 合掌于胸乳间，
　　　　　　　　　　　　　　　　　吸气　　　　　　　　　　　呼气

十二、10分钟腹部健美操

腹部不经常运动，脂肪就容易堆积。为了减少或消除这一负担，可以进行这套腹部健美操。

（一）腹部健美操组合1

准备活动

两腿分开站立，两臂伸直上举；然后上体前屈、下压，臀部向后上方抬，接着，上体上抬后再下压，同时两臂伸直从两腿间向后伸。（图4-25、图4-26、图4-27、图4-28、图4-29）

反复数次，持续1分钟。

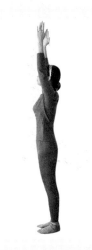
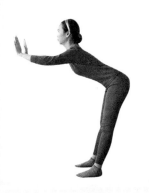
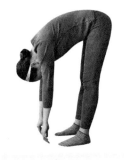

图 4-25 两臂伸直上举　　　图 4-26 上体前屈下压　　　图 4-27 臀部向后上方抬

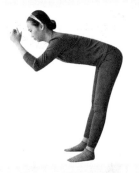
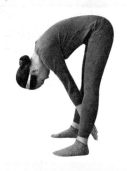

图 4-28 上体上抬后再下压　　　图 4-29 两臂伸直从两腿间向后伸

练习 **1** 仰卧垫上，膝关节屈曲，然后，挺腹、挺胸成反弓形，将手插在背部下面，反复进行数次。持续2分钟。

练习 **2** 仰卧垫上，膝关节屈曲，然后臀部稍微抬起，再放下，反复数次。做此练习，应注意臀部抬起时，大腿内侧肌肉不要猛然收缩。

练习 **3** 跪在边上，两膝稍分开，两手相握向头上方伸直，然后髋部向前挺出，使臀部与肩部成一直线；接着，身体缓缓后仰，

髋关节前移。练习数次，持续2分钟。（图4-30）

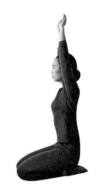

图 4-30 跪在边上臀部与肩部成一直线

练习 **4** 仰卧垫上、两肘支撑起上体，两脚夹住一只塑料球；然后靠腹部和腰部肌肉收缩，使臀部支撑两臂举起至头上方，同时两脚夹住球稍微抬起。（图4-31、图4-32、图4-33）

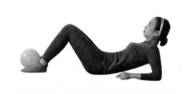

图 4-31 两脚夹塑料球 1

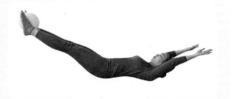

图 4-32 两脚夹塑料球 2

做此节练习时，如两臂举起同时又背部弯曲，说明腹肌力量不强，如两臂举起时背部挺直，并且两脚夹球能高高抬起，则说明腹肌力量较强。

练习此节数次，持续3分钟。

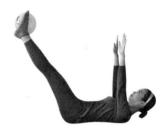

图 4-33 两脚夹塑料球 3

（二）腹部健美操组合2

练习 **1** 仰卧在地，两臂平放在身体两侧，做骑自行车的动作，两腿交替蹬伸，绷脚尖，动作要慢，约做2分钟。（图4-34）

练习 **2** 仰卧在地，两臂平放在两侧，举腿，尽量垂直，双脚微微交叉，左腿在上，右腿在下。交换一下再做。连续快速做1分钟。（图4-35）

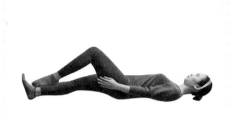

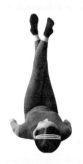

图 4-34 仰卧两腿交替蹬伸　　　　　图 4-35 举腿垂直双脚交叉

练习 **3** 　仰卧，双肘着地，两腿伸直，一腿垂直上举，一腿着地，双腿
交换重复练习。动作要慢，持续练习1分钟。（图4-36）

练习 **4** 　仰卧在地，双腿伸直，两臂平放在两侧；屈膝，紧贴前胸，然
后垂直上举；两腿缓慢放下，以形成45°角，保持几秒钟，腰
部紧贴地面，屈膝，还原。根据耐力，做1分钟。（图4-37、图
4-38、图4-39）

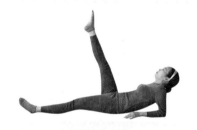

图 4-36 仰卧双肘着地一腿垂直上举

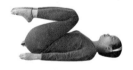

图 4-37 屈膝贴前胸

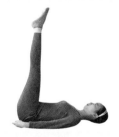

图 4-38 双腿垂直上举

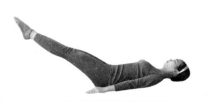

图 4-39 两腿放成 45°

练习**5** 仰卧在地，屈膝，两臂向后伸直，再向上举，上身顺势上抬前倾至坐起，吸气，双膝紧贴前额，还原，呼气。动作要快，休息一会再做，持续1分钟。（图4-40、图4-41）

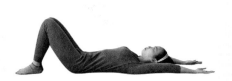
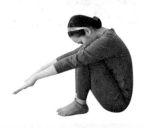

图4-40 仰卧屈膝两臂向后伸直　　　　图4-41 双膝紧贴前额

练习**6** 仰卧在地，两臂侧平举，举腿成垂直，上体上抬前倾，前额触双膝，吸气，还原，呼气。共做8次，动作要快，花时1分钟。（图4-42、图4-43）

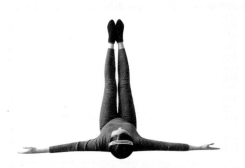
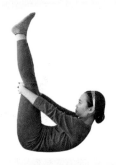

图4-42 仰卧腿上举垂直　　　　图4-43 上体上抬前倾前额触双膝

练习**7** 席地而坐，双手在颈后交叉，屈膝，两腿微微分开，离地约10厘米，上身向右转，左肘贴右膝，然后向左转，右肘贴左膝，动作要快，持续2分钟。（图4-44、图4-45）

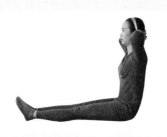

图 4-44 坐位双手在颈后交叉

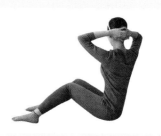

图 4-45 上身向右转

练习 **8** 席地而坐，双腿微微分开，两臂侧平举，抬右腿，左手够右脚尖，还原；抬左腿，右手够左脚尖。动作要慢，持续1分钟。（图4-46）

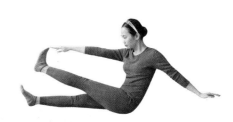

图 4-46 坐位手触脚尖

十三、10分钟腰部健美操

（一）腰部健美操组合1

全操共分4节，只需10分钟时间，很适合工作较忙，时间较紧的人练习。在家里、办公室里或旅途中均可做。

【预备动作】

身体放松，摆动双臂和腿，转动颈和四肢2分钟。这样做有助于放松紧张的肌肉，放松关节，防止拉伤肌肉。

【腹肌运动】

① 仰卧，双臂放于腰部，膝盖弯曲；上体上抬离开地面，下颌尽量靠近胸部，手前伸靠或抱在膝盖两旁。（图4-47）

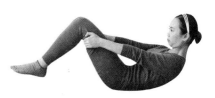

图 4-47 仰卧手伸直抱膝盖

113

②双手握拳，击打地面20次。击打时，要用腹肌来支持身体的平衡。在击打动作中要慢慢呼吸（5次击打吸入，5次击打呼出，并重复）。

③放松双臂，身体还原仰卧。

【卷曲运动】

①坐下，膝盖弯曲，脚平放地面，脊柱挺直。（图4-48）

②下巴靠近胸胁，身体向地半躺下，脊柱成曲线，肩向前成曲线，身体弯成一个"C"字型，双臂伸直靠在膝盖旁，身体维持此状态10秒钟。（图4-49）

③身体向上抬，一直到脊柱垂直地面，恢复初始姿势为止。

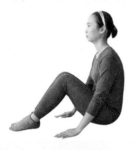 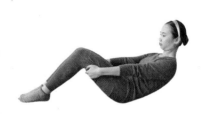

图4-48 坐位屈膝挺直脊柱　　　　　图4-49 身体弯成"C"型

向下卷曲时，会感到腹部肌肉拉向脊柱，这种不同常规的坐下运动隔开了腹部肌肉，避免利用臀部肌肉。重复3次，多达8次，持续2分钟。

【腰部伸展运动】

①站立，两腿分开，双手交叉举过头部，手肘稍微弯曲，放松。

②从腰部将肋骨区抬高，手臂高高伸向上方。

③上臂伸直，弯向右边，使身体成一弧线，坚持5秒钟。（图4-50）

④双臂返回身体正中，手肘弯曲，双臂放松，然后向左弯下。

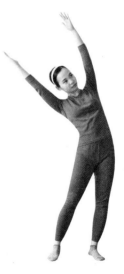

图4-50 上臂右伸

腹部须保持向上状态，支持背部。如感到背下部有些紧张，则在手臂伸向任意一边时稍微向前移动。每边重复8次，多达15次，持续2分钟。

【身体弧线运动】

① 坐下，双腿交叉，右臂向上举过头，伸向左边，左手撑地支持身体，反之同。（图4-51）

② 头部和身体向前弯下，向右做弧线运动，左臂随之运动，右臂随身体转动，慢慢抬起向前伸展。

③ 继续弧线运动，身体向左成弧线，右臂伸向左边，举过头，左手撑地。

④ 重复此动作，然后反向运动，将右臂举过头伸向左边。

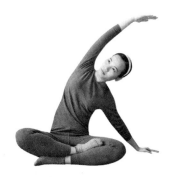

图 4-51　坐位右臂左伸

通过这些动作腹部肌肉得到运动，特别是当身子向前弯下时，更是如此。每边重复6次，多达12次，持续2分钟。

（二）腰部健美操组合2

练习 ①　① 向左侧卧倒，一肘撑地，两腿伸直。（图4-52）

② 举双腿，放下，与地面平行，再举腿。做6次，动作要慢。换一侧再做6次。交替重复，持续2分钟。（图4-53）

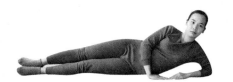

图 4-52　肘撑地两腿伸直

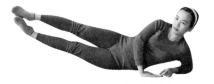

图 4-53　举双腿

练习 ②　向左侧卧倒，一肘撑地，两腿伸直。举右腿成垂直状，脚尖绷

直。共做10次，动作要快。换一侧再做10次。两侧交替进行。持续2分钟。（图4-54）

练习❸ 向左侧卧倒，一肘撑地，两腿伸直；右腿抬起划大圆圈，脚尖绷直。一个方向划6个圈，另一个方向再划6个圈。换一侧再做。重复此动作，持续2分钟。（图4-55）

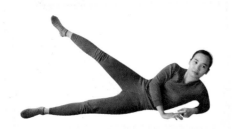 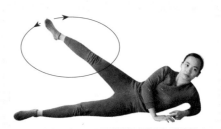

图 4-54 左侧卧举右腿 　　　　　图 4-55 左侧卧举右腿划圈

练习❹ 向左侧卧倒，一肘撑地，两腿伸直，抬右腿成45°角，抬左腿移靠右腿，做10次换1侧再做10次，重复此动作，持续2分钟。（图4-56、图4-57）

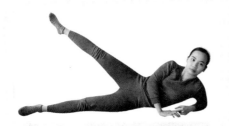 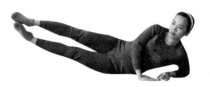

图 4-56 左侧卧举右腿1 　　　　　图 4-57 左侧卧举右腿2

练习❺ 向左侧卧倒，一肘撑地，两腿伸直；右腿由前向后伸，越往后伸越好，动作要快，共做10次。换另一侧再做10次，重复此动作2分钟。（图4-58）

每天坚持必有好处。

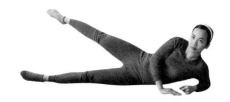

图 4-58 左侧卧后伸腿

十四、10 分钟拾豆美腰法

由于生活舒适，很多女性的腰围越来越大，不但行动不便，而且影响体形美，不用说夏天穿裙子不好看，连冬天穿裤子也不好看。如何减少腰围呢？这是每个女性，尤其是年轻姑娘和中年妇女所关心的问题。

现在国外流行着一种能使腰部脂肪减少的俯拾运动。方法很简单，即在每日吃饭后过一段时间，把100粒豆子撒在地毯上，然后一次弯腰拾一粒放在盆中。拾起100粒豆子，就要俯身100次。持续10分钟。这是一种自然进行的柔软体操，长期坚持对腰部健美会有一定作用。

十五、10 分钟女子臀部健美操

女性的腰、臀、大腿易积聚脂肪，且比其他部位易变松弛。由于臀部下垂，双腿看起来显得较短，如果能使臀部肌肉向上抬，从后面和侧面看，腿就显得修长、臀部向上抬，可以锻炼臀部后面和外侧的肌肉，使之结实，以控制松弛和下垂。

（一）臀部健美操组合1

 ① 仰卧，屈膝，足尖着地，两臂贴近身体平放地上。（图4-59）

② 抬高骨盆，将右腿提高，足尖朝前，跟着向上伸直右腿，数5下，放下；换左腿做，重复2分钟。

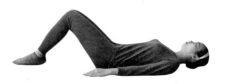

图 4-59 仰卧屈膝足尖着地

117

练习2

①　俯卧，下巴放在双手上，收紧臀部肌肉。（图4-60）

②　提高右腿，足尖向下，重复10次。换左腿再做10次。左右腿反复做2分钟。

练习3　屈膝跪下，两手按地，将右腿提至臀部高，然后摆向左方，再摆向右方，每边重复10次。再换左腿，重复做。重复此动作2分钟。（图4-61）

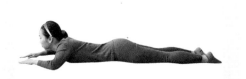
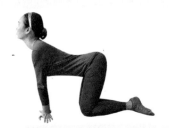

图4-60　俯卧下巴放在双手上　　　　　图4-61　屈膝跪下两手按地

练习4　跪下，两手按地，眼向前望，将右腿提至臀部高，足尖指向后，数5下。放下右腿，换左腿。重复此动作2分钟。（图4-62）

练习5　俯卧，足尖点地，两膝分开，抬高骨盆，慢慢将两腿合并，同时收紧臀部及腹部肌肉。放松，重复数次，持续2分钟。（图4-63）

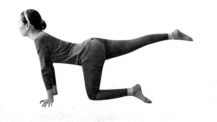
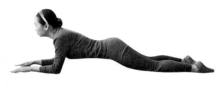

图4-62　抬右腿　　　　　　　　　图4-63　俯卧抬高骨盆

（二）臀部健美操组合2

练习 1　立正，挺胸，使劲收臀部，坚持5秒钟，然后放松重复此动作2分钟。（图4-64）

练习 2　俯卧，两臂前伸，双腿夹紧，吸气，上身和双膝离地，离地越高越好。坚持5秒钟，放松，呼气，重复此动作1分钟，（图4-65、图4-66）

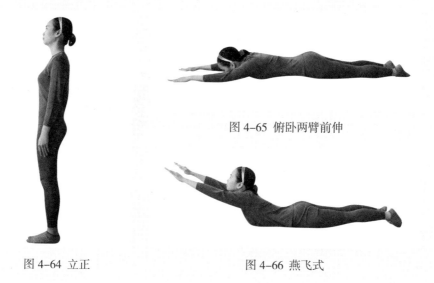

图 4-65　俯卧两臂前伸

图 4-66　燕飞式

图 4-64　立正

练习 3　席地而坐，挺胸，两臂置于头后，两腿向前伸直，并向前挪动，体重落在一侧臀部，然后移到另一侧，持续1分钟。（图4-67）

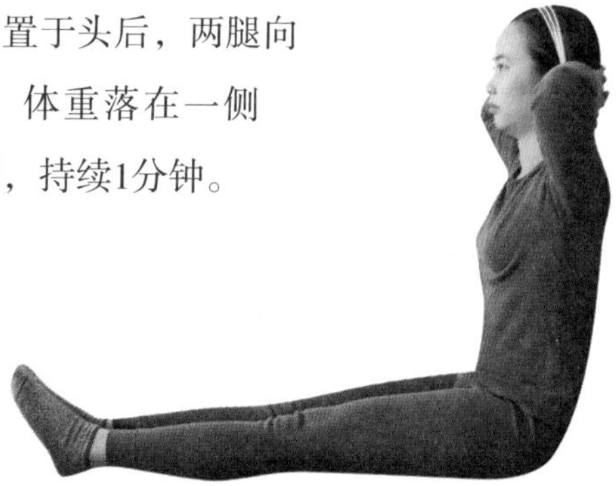

图 4-67　坐位两臂置于头后

练习 4 　俯卧在地，两臂向前伸直，双腿轻打地面20次，离地约10厘米，休息一会再做，持续2分钟。（图4-68、图4-69）

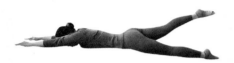 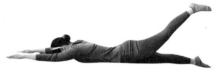

图 4-68 俯卧双腿轻打地面 1　　　　　图 4-69 俯卧双腿轻打地面 2

练习 5 　双膝跪地，两手着地，挺胸抬头；朝后伸右腿，快速轻打地面20次。换左腿，轻打地面20次，持续2分钟。（图4-70）

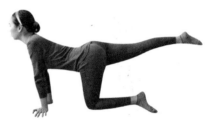

图 4-70 跪位后伸右腿轻打地面

练习 6 　① 双膝跪地，两手着地，用一膝盖前接触前胸，呼气后背。（图4-71）

② 向后抬腿，呼气。做6次后，换另一腿做6次，持续2分钟。（图4-72）

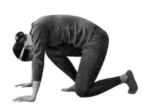 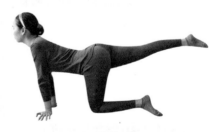

图 4-71 跪位膝盖前接触前胸　　　　　图 4-72 跪位向后抬腿

十六、10分钟美化臀部的肌肉紧张法

多数人讲究形体美，但大多都很重视面部、乳部、腿部，只有很少数人，关心自己的臀部是否健美。其实臀部的健美对整个形体美至关重要、人人都不应忽视。下面介绍3种美化臀部的方法。

1 ▶ 强化臀肌法

臀部极其柔软，必须抽紧才会显得浑圆好看。做事、看电视或开车时，如果您坐在椅垫或柔软的椅子上，臀肌很快就会变得松垮下坠。因此，要把垫子扔到一边，身子坐直，把臀肌收紧，从1数到6放松，再收紧，放松。坚持10分钟。

2 ▶ 快步走路法

大步快步，走路是很好的臀肌运动。每次坚持10分钟，会使臀部健美。

3 ▶ 抬腿法

俯卧在床或地板上，尽量把左腿抬高，摆过右腿后放低，再次举高，渐渐回到开始位置，把腿放下。换右腿做1次。持续10分钟。

十七、10分钟美臀健腿功

如果臀大如斗，或者臀瘦无肉，都是健美的缺陷。标准的臀，应是圆而紧且富于弹力。粗腿给人痴肥感，瘦腿给人病态感，都是健美中的烦恼。只有腿部不粗不细，富于曲线，才具有天然美感。经过练习气功，可以收到美臀的功效。

（一）旋臀按摩法

① 自然站立，意守肚脐，手持毛刷放在腰部中间位置附近，持续2分钟。

② 用刷依循着臀形按摩，向下按摩时要轻，呼气；向上按摩时用力要重，吸气，同时上提肛门和生殖器。持续3分钟。

③ 以髋关节为轴，旋转臀部，逐渐将躯干拧转角度尽量极大。顺时针、逆时针旋转交替进行，边旋转边按摩。持续3分钟。

④ 静守肚脐2分钟。

（二）膀胱经调臀法

此功法适用于臀腿部健美。

具体练法是：

1 ▶ 每日申时（下午3～5时），以自然站式，按照经络循行路线从内眼角到足小趾默运膀胱经数次，顺序是内眼角→额→头顶→后头→颈部→腰背两侧→臀后→大腿后→小腿后→脚外侧→足小趾，自然呼吸，持续2分钟。

2 ▶ 运通膀胱经后，两手分别接于两臀、手心向内，指尖向下，意守环跳穴，深吸气，两手用力按压臀部，收缩臀部，上提肛门和外阴，两脚随之抬起，意想膀胱经脉气聚于环跳穴；徐徐呼气，两手放松，臀肌、肛门和外阴也逐渐放松，脚跟放下，意想聚于环跳之气布于臀部。持续反复3分钟，能显著调整臀部外形。

3 ▶ 仰卧举腿，意守环跳和膀胱经下肢部分，然后两脚分别屈曲以脚跟叩击臀部。屈曲叩击时吸气，收缩臀肌；腿伸直时呼气，放松臀肌。此法有益于腿部健美。

十八、10 分钟美化腿部的健美操

腿的美丽与否在女性曲线美中占有重要位置，特别是夏天的时候，女性多要穿裙子，有的甚至穿短裙，因此腿在女性形体美中就显得更重要了。粗短的罗圈腿，若不趁早修正，将来很难收拾。美化腿部的曲线可借校舍的楼梯、课桌椅做道具，随时进行。

（一）上下楼梯时的健美操

上半身保持直线，而以脚尖爬楼梯的动作最有效果。若能以同样的姿势反着下楼梯，效果当然更显著，一方面可以使腿的线条优美，另一个方面可以锻炼培养平衡神经。但是动作要格外小心，否则一脚踏空，跳下来可能留下疤痕。每天可坚持此种锻炼法5分钟。

（二）背靠椅子的健美操

将背部靠着椅背站好，此时背部挺直，双腿伸直，膝盖不要弯曲。然后左腿缓缓地向前平举，右膝弯曲，左腿放下，右膝亦伸直，回复站立姿势，换右腿平举做同样动作，坚持5分钟。

十九、10 分钟美腿运动法

腿的美在人形体中具有重要意义，如果皮肤太干燥，汗毛过长，肌肉过分松弛，或肌肉过于消瘦，都会影响腿的健美。下面的大腿运动法可以使大腿更性感、更迷人。像跳舞蹈那样弯曲膝盖，是最好的一种大腿运动。

1 屈膝运动。脚跟并立，脚尖各朝左右方向分开；慢慢地屈膝，身体尽可能地降低，必要的时候脚跟离开地面，然后再慢慢地站起来，脚跟再着地，若不平衡，可扶着椅背做。3分钟。

② 两腿靠拢，跪于地上，向后坐在脚跟上，然后慢慢地抬起身子，直到头膝成一条线为止；最后慢慢地向后倒回去，反复做数次，持续3分钟。

③ 坐在椅子边缘，两膝之间放置一个圆球，先是紧紧夹住，然后放松，持续4分钟。可使大腿肌肉结实、丰满。

二十、10分钟下肢经穴刺激健腿法

① 用毛刷分别从上到下稍用力按摩下肢的前面、侧面和后面，一直按摩到脚面，对胃经、胆经和膀胱经施以良性刺激。不要从下向上刷。下刷时呼气，还原时吸气，意想腿部健美。反复操作2分钟。

② 用毛刷从足底由下往上轻轻刷摩下肢内侧，直至大腿根部，即对脾经、肾经和肝经施以良性刺激。不要从上往下刷。上刷时吸气，还原时呼气，意想腿部健美。反复操作2分钟。

③ 用毛刷刷摩腰部肾俞穴，自然呼吸，意想腿部健美。刷摩2分钟。

④ 意守丹田2分钟，自然呼吸。

⑤ 运气于两手，按摩涌泉穴、三阴交穴和小腿内外侧。自然呼吸，意想腿部健美。反复操作2分钟。

二十一、10分钟美腿功

① 立正站立，吸气，意守肚脐。

② 下蹲，双膝向外弯曲，脚跟离地，上体正直，双手置于体前下垂，手指触地，呼气，意守涌泉。

重复1、2动作数次，持续2分钟。

③ 两手叉腰，左脚离地向前踢，挺直上体，屈右膝沉身下蹲，脚跟离

地，吸气，意守左足尖。

4 左脚收回沉身下蹲，脚跟离地，右脚离地向前踢，挺直上体、呼气，意守右足尖。

重复3、4动作数次，持续2分钟。

5 仰卧，两腿平直，双手交叉垫于头下；然后弯右膝触及左手肘弯，再弯左膝触及右手肘弯。自然呼吸，意想腿部健美，反复动作2分钟。

6 仰卧，屈膝至胸前，两臂平放身侧，然后推右腿向前伸直，再换左腿做同样动作。自然呼吸，意想腿部健美，反复操作2分钟。

7 意守丹田2分钟。

二十二、10分钟腿部线条美健美操

腿是人体的重要组成部分之一，腿的线条直接涉及人体的美，太粗或太细都不符合美的标准。如果您的腿过粗或过瘦，建议您选择做操方法来锻炼。下面就介绍一种简单而理想的体操，它可以改善您腿的线条。

具体做法如下：

背对墙，身体站直，双臂齐肩伸平，手心贴墙，以保持平衡；然后，左腿向前方抬至齐腰高度，再尽量向右移，之后回原位。这样反复6次，再换右腿，同样重复6次。注

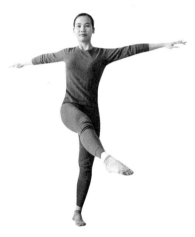

图4-73　站位，前对侧方抬腿

意膝盖要始终保持伸直。坚持一段时间，就会使腿的线条更美。（图4-73）

二十三、10分钟腿部健美操

练习 1　① 原地跑步1分钟，两臂尽量放松，呼吸要均匀。（图4-74）

② 屈膝蹲地，手掌贴地，举臂，向上跳。（图4-75、图4-76）

③ 原地跑步30秒钟，屈膝蹲地，向上跳，尽量伸直双腿。共跳10次，每次都间以原地跑步，共4分钟。

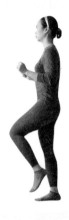 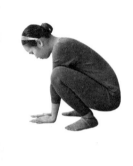 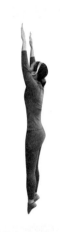

图 4-74 原地跑步　　图 4-75 屈膝蹲地手掌贴地　　图 4-76 举臂上跳

练习 ② 用脚尖跳绳，开始时要慢，两脚同时跳。逐渐加快，两脚交替跳，呼吸要匀，每跳2~3下呼吸一次，1分钟。

练习 ③ 用脚尖原地跑步1分钟，双膝尽量抬高，够前胸，后背要挺直。

练习 ④ 右膝弯曲，左腿伸直，后背挺直，弹跳3下，尽量向上跳。换一腿跳，每条腿跳5次。两条腿交替，持续2分钟。（图4-77、图4-78）

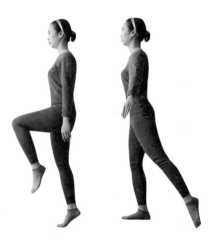

图 4-77 单膝弹跳 1　图 4-78 单膝弹跳 2

练习 5　立正，踮脚尖，双腿夹紧，两臂前平举；屈膝、下蹲，如坐在后脚跟上一样，后背挺直。还原。共做10次，动作要慢，站起来时吸气，下蹲时呼气。1分钟。（图4-79、图4-80）

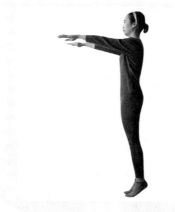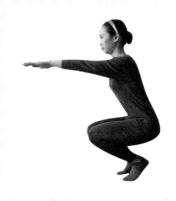

图 4-79 踮脚尖两臂前平举　　　　图 4-80 屈膝下蹲

练习 6　用脚尖登楼梯，后背挺直，1分钟。

二十四、10 分钟小腿肚子健美操

练习 1　立正，双腿微微分开、两臂前平举，屈膝，如坐在远离身后的板凳上一样，保持两臂伸直，脚后跟并拢，尽量下蹲，复原，动作要慢，反复进行2分钟。（图4-81、图4-82）

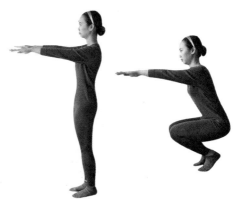

图 4-81 立正两臂前平举　　图 4-82 屈膝下蹲

练习 **2** 双膝跪地，两臂置于体侧，上体尽量向后倾，后背挺直。复原，呼气，持续此动作2分钟。（图4-83、图4-84）

练习 **3** 双膝跪地，两手叉腰，向右侧坐下，吸气。还原，呼气，向左侧坐下。每侧做5次。两手不起支撑作用，支撑力来自腿肚子的肌肉，持续操作1分钟。（图4-85、图4-86）

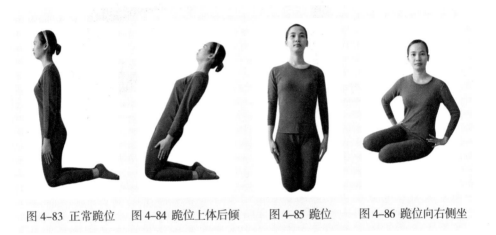

图4-83 正常跪位　　图4-84 跪位上体后倾　　图4-85 跪位　　图4-86 跪位向右侧坐

练习 **4** 仰卧，双腿上举成垂直状，两臂置于身体两侧，两腿尽量向两侧叉开，吸气。一旦感觉腿肚子内侧肌肉有牵拉时，两腿恢复垂直状，呼气。重复做2分钟。（图4-87、图4-88）

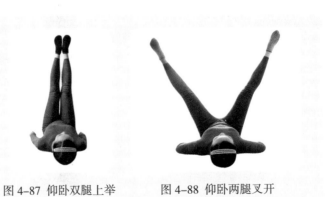

图4-87 仰卧双腿上举　　图4-88 仰卧两腿叉开

练习 5 席地而坐,平衡地坐在尾骨上,双腿向上微微抬起,两臂平伸向前。深吸气,抬腿,尽量高抬,抬起上身,呼气。还原,吸气,动作要慢,反复2分钟。(图4-89、图4-90)

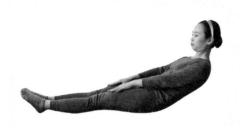

图4-89 坐位抬腿

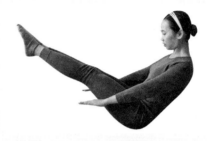

图4-90 坐位抬腿抬起上身

练习 6 仰卧,两臂侧平举,两腿上举,成垂直状,两腿并拢。先向右顺时针,再向左逆时针各画6个圆圈,不要屈膝。休息片刻后继续,持续1分钟。(图4-91)

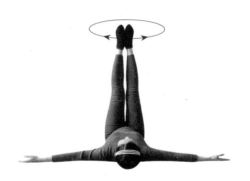

图4-91 两腿上举垂直画圆圈

二十五、10分钟美脚按摩术

可自己按摩,但最好请人按摩,以便全身放松,不管采用哪种方法,别忘了在手上搽甜杏仁油。

（一）按摩脚趾

用拇指和食指捏住脚趾的两侧。由小脚趾开始，从根部一直揉到顶端。接着轻轻往外抻，然后往上掰，最后将五个脚趾向下弯，持续反复操作3分钟。（图4-92、图4-93、图4-94）

（二）按摩脚踝

用手指柔软部分按摩踝后，节奏逐渐加快，然后用双手交替按摩跟腱部分，从脚后跟一直按摩到小腿，两足交替3分钟。（图4-95）

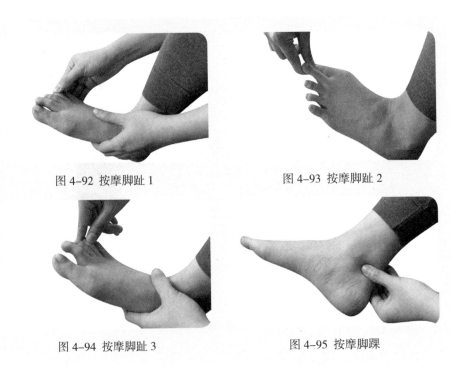

图 4-92 按摩脚趾 1　　　　　图 4-93 按摩脚趾 2

图 4-94 按摩脚趾 3　　　　　图 4-95 按摩脚踝

（三）转脚

一手捏住脚尖，使之旋转，另一手握住脚跟上方，旋转角度尽量要大，每个方向旋转3下，一直觉得不再有阻力时为止，持续2分钟。（图4-96）

（四）按摩脚弓

一手捏住脚后跟，用另一手的手掌揉脚弓，从脚趾根部开始，揉到后跟，每只脚揉1分钟。（图4-97）

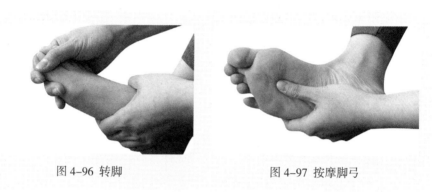

图 4-96 转脚　　　　　　　　　　　图 4-97 按摩脚弓

二十六、10分钟美化脚踝的运动

为了使双脚更有力，使双脚脚踝更健美，可以使用下列运动方法，具体方法是：

（一）旋转脚踝运动法

在坐下来看书或看电视的时候，脚跟向外做旋转运动，当脚朝下时，脚尖用力向外上旋转，当脚朝上的时候，弯曲脚踝。持续做10分钟。

（二）走路运动法

走路姿势要正确，以免扭伤脚踝。行走时应把身体重心放在两脚之间，就好像沿着地板上的两条平行线走一样，小心地往前走，脚趾不要向内或向外。迈步时，脚跟先着地，然后过渡到脚掌着地。

这种方法看起来简单，但你行走时，会发现不容易掌握，你只有持之以恒，才能够走好，才会使你的双脚脚踝无比秀丽。

每天坚持练习10分钟，必有好处。

二十七、10分钟美化双脚的运动

有一双美丽的脚对于女性来讲是非常重要的。而运用适当的运动法，可使脚部健美，柔软而可爱。

（一）脚部力量练习

1 ▶ 练习用脚趾头去捡铅笔或玩具弹珠等东西，共做5分钟。

2 ▶ 用脚向外旋走20步，再朝内收走20步，共做2分钟。

3 ▶ 抓住椅子，将前半个脚站在一本厚2厘米的书上，脚跟悬空向地上踩；然后慢慢提升，直到你是用脚前掌站立为止，共做3分钟。

（二）脚部灵巧性练习

1 用脚趾搓细砂，或用脚拾捡地上各种大小的圆形物，共做5分钟。

2 使脚趾张开成扇形，张得越大越好，然后尽量收拢，并向下弯曲。每只脚做半分钟。

3 旋转脚踝，用脚尖划圆，划得越大越好。一个方向划10次，共做1分钟。

4 将手指夹入脚趾缝中摩擦趾缝，时而将脚趾夹紧，时而放开，每只脚做半分钟。

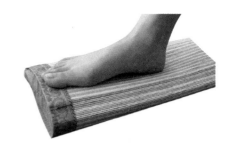

5 用脚踩劈开的竹子，用整个脚底踩，以便锻炼肌肉。每只脚1分钟。（图4-98）

图4-98 脚部灵巧性练习

二十八、10分钟女子健美伸展操

练习 **1** 两脚平行站立，脚跟不离地，两手向头上方向伸直，手掌相合，伸展约30秒钟。（图4-99）

练习 **2** 双脚平行站立，两手向后方伸展，慢慢挺胸，两手手指在身后交叉合拢，伸展1分钟。（图4-100）

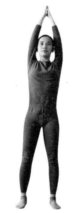

图4-99 两手向头上方   图4-100 两手向后
向伸直合掌   方伸展

练习 **3** 屈膝跪下，双手手掌分开按地，与肩齐宽，大腿与地面呈垂直姿势，头垂在两臂之间，随着自然呼吸收缩腹部，背部成为拱圆形，做收缩动作1.5分钟。（图4-101）

练习 **4** 按练习3的姿势跪下，一边呼气，一边尽量使腹部接近地面，同时抬头仰望天花板，自然呼吸，保持1分钟左右。（图4-102）

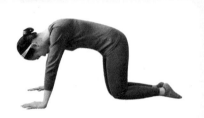

图 4-101 跪位双手按地

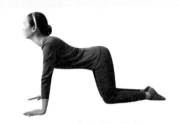

图 4-102 跪位抬头仰望天花板

练习⑤　两脚分开自然着地，两臂贴地，双手靠贴地面慢慢向前方伸
展，胸部紧压地面，臀部向后上方如牵引样的伸展背肌1分
钟。（图4-103）

练习⑥　坐于地面，左膝屈曲，左脚移至右腿外侧，脚跟贴地，同时挺
胸，伸腰，上半身向左侧扭转，保持这一姿势约30秒钟。另一
侧也照上述方法进行，左右连做2次。（图4-104）

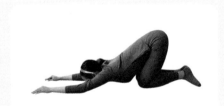

图 4-103 跪位胸部紧压地面

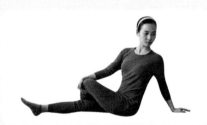

图 4-104 坐位上半身向左侧扭转

练习 **7**　双腿自然站立，上体前俯，臀部向后突出，脚跟不离地，伸展腰部和腿后方的肌肉1分钟。（图4-105）

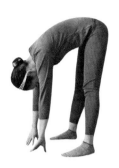

图 4-105 站立俯身

练习 **8**　身体伸直侧卧，以右手作枕托住头部，右腿伸直，左腿屈曲，用左手抓住左脚腕，将左脚压向臀部，保持这种姿势30秒，并朝后方伸直，来回保持1分钟。

接着换另一侧做同样动作，持续约1分钟。（图4-106、图4-107）

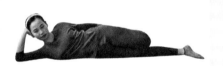

图 4-106 右侧卧左手抓住左脚腕 1

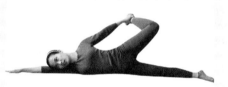

图 4-107 右侧卧左手抓住左脚腕 2

Chapter

{ 5 }

第五章

头发保养
护理术

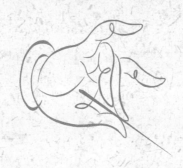

一、10分钟健美洗发术

（一）头发要常洗

有些人担心常洗头发会伤害头发，其实，头发脏了不洗反而更伤害头发。

头发上面有灰尘和汗水时，细菌就会借着体温在头发上面繁殖，这些负担会使毛根衰弱，影响头发的寿命。所以没有必要规定自己一星期洗几次头发，更不必限定自己在星期几洗发，总之脏了就要洗。

（二）正确的洗发程序

1. 先梳发目的在于梳掉头发上面的灰尘和头皮屑，同时把凌乱的头发梳顺，方便洗涤。

2. 预洗用温水把头发完全浸透，然后以冲洗的方式先冲去头发上面的脏物。如果头发很脏，就需要多冲洗几次，这是个重要的步骤，有助于发挥洗发液的作用。

3. 把洗发液倒在手掌上，然后抹在头发上比较脏的地方。用量不要太多，抹上后，用指腹以写N字的方式按摩头皮，这样有助于洗发液起泡，发挥清洁力。

4. 第一次清洗的工作很重要，若清洗不足，头发上会留下难闻的味道。如果头发上的泡沫未冲洗干净，就立即倒洗发液，这和只洗一次的效果是一样的，等于白费力，所以应该把洗发泡沫全部洗净。

5. 第二次用洗发液的量只需第一次的一半，仍用按摩头皮洗涤法。

⑥　第二次清洗，把头发彻底冲洗干净。

⑦　使用护发素，先用毛巾吸去头发上的水分，然后沾取适当的用量，以指尖抹在头皮上。

⑧　第三次清洗，把头发再次洗净。

⑨　擦干头发用毛巾夹着头发吸取水分，但不可用力揉搓。另外也可用大毛巾把头发包起来，一会毛巾就会吸收水分变湿。

⑩　吹干头发。

二、10分钟护理头发的按摩美发术

（一）选用护发用品要慎重

市场上有各种护发膏和护发液，有的以植物、水果为原料，有的以植物油脂为原料，添加维生素和其他活性成分而制成，维生素和活性成分可促进头皮和角蛋白的生长。不管有多少种护发用品，最好使用天然产品。

干性、脆性头发最好用植物油，还可以加1～2个鸡蛋黄；油性头发可用散沫花，也可用海藻泥敷法。在使用洗发液前抹以上护发用品。

将护发用品抹在头皮根部，使之均匀地分布在头皮上，按摩10分钟。加热可促进护发用品的渗透，可以用铝箔将头皮包住，外面再裹一块浸过热水，拧干的热毛巾，待毛巾一凉再换一条。

（二）按摩头皮的方法

指尖紧贴头皮，在头皮上轻轻滑移，由前向后，或呈小圆圈状移动，先由前额和颞部开始，然后向头顶移动，最后按摩颈部。通过按摩，头皮放松，血液流通，达到解毒作用。按摩时动作要轻，以便产生一种很舒服的感觉。

三、10分钟美发梳头术

（一）梳头可护发、美发

据清朝宫廷《起居注》记载，慈禧太后每天起床后第一件事就是梳头，尽管宫中太监、宫女数百名，但这位"老佛爷"却只让御前总太监李莲英一个人为她梳头。

李莲英为慈禧梳头的方式特殊，他先将指头插入头发，像梳头一样自前向后地梳摩头皮解痒，然后才用梳子梳理头发。李莲英每天都为"老佛爷"变换发型，深得慈禧欢心。说来也怪，慈禧太后到了花甲之年，仍满头秀发，乌黑发亮，令人羡叹。

李莲英的梳头方法是有一定科学性的。医学专家们指出："增进头发健康的方法是梳头法，增进头皮健康的方法是按摩法，有了健康的头皮，便会有健康的头发。"李莲英为慈禧太后边梳理边按摩，实际上就是我们要介绍的梳头术。

（二）梳子的选择

人们通过实践认识到，进行梳头疗法时，首先要选择好一把梳子，最好用牛角或桃木质的，梳齿较稀疏而秃短，梳齿太尖锐，梳头易产生头皮疼痛。应用女式刺猬型梳发器，也可取得良好的效果，因为铁质梳齿具有弹性，梳起来没有疼痛感，对头皮的刺激适度，梳后感到头皮发热。

（三）梳头的方法

梳头方法应该先从额前开始，朝向后梳，一直梳到枕部（后脑勺之下）。

像耙子耙地一样，顺着头发平梳。一定要贴紧头皮，着力适中，在1分钟内大约梳50次，100次为1回（在发际周围可用梳齿反复快速搔刮，不必记数，以舒适为度）。每天梳5回，10分钟为好。

按计划梳头7～10天后，可用中性肥皂洗头发一次。一般梳3个月后可见明显疗效，头皮不痒了，头屑减少了，头发不再脱落，甚至可使白发转黑。

由于反复梳头，梳齿和头皮不断接触和摩擦，可产生电感应，这会刺激头皮末梢神经和毛细血管，使神经得到舒展，松弛；同时，梳头也促进了头部的血液循环，头皮的营养及氧气供给得到改善，使其新陈代谢更加旺盛，减缓头发憔悴，分叉和早衰。

四、10分钟美发梳头按摩术

（一）梳头整发能使头发健美

我国的"梳发"按摩已有悠久的历史，能起到醒脑明目，疏通血脉的作用，是防治脱发和白发病的好方法。隋代巢元方在《诸病源候论·养生方》中指出："栉头理发，欲得多过，通流血脉，散风湿，数易栉，更番用之"。在古代有人认为，用手指梳头可起到按摩头皮，使气血疏畅，头皮光润，故有"发宜常梳"的说法。这对脱发、白发的防治有良好的效果。梳发"能常行之，发不落而生"，"千过梳头，发不白"。

（二）梳头按摩的方法

在每日早晨、午休、晚睡前、练功或运动后，以两手十指自额上发际开始，由前向后梳拢头发至后发际，动作宜缓慢柔和，边梳边揉擦头皮则更好。梳的次数不限、时间可在10分钟左右。（图5-1）

平时有空也可按摩数十次，日久则头发

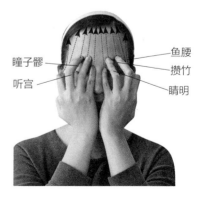

图 5-1 梳头按摩

光润，脱发减少并重生，白发少见并转黑。梳头按摩法是既经济又方便的美发方法。

五、10分钟仰卧美发按摩术

（一）头部按摩的适应证

头部按摩是头发和头皮保健的完整方案的一部分，是每天必做的重要美发工作之一。

按摩可使大量血液流入头皮组织，有助于增加流入毛囊的营养、氧气和激素；能给予人以健康和轻松的感觉，对健康是极为有益的。

每当洗头时，要按摩。

当你感到精神有压力时，要按摩。

当你感到头皮紧绷时，要按摩。

当你感到神经紧张而需要轻松一下时，要按摩。

（二）按摩的一般方法

按摩时，不要使用手指甲、塑料刷子或其他任何损及头发和头皮的工具。不要使用整个的手，许多人按摩头皮时就像擦汽车一样，他们将手平放在头上，到处摩擦。或者，他们用手指穿过头发在整个头上到处挪动。这样对待头发的唯一效果只能是使头发缠结，或将头发连根拔出。按摩不能使用这样的方法，按摩的目的在于活动头皮，而不是头发。

按摩实际上就是揉动。要像揉动面团那样按摩头部。

把手指头放在头皮上，手呈弓形，使手掌离开头皮。只能让手指肚压在头皮上，而不是手指甲。头皮是十分娇嫩的皮肤组织，它很容易被搔伤和抓破，要注意保护它。

按摩时，每次要让手指保持在一个位置上。手指应各自伸开，并固定在头皮上。不要使手指离开头皮，也不要让手指在头皮上或穿过头皮挪动，要使手指头各自固定在一点上，同时推拉，做揉捏动作。

要从前额和耳上方的头皮开始，每处按摩一两分钟。然后，往后移动，依次按摩，直到整个头皮和颈部以上的区域都被很好地按摩一遍。此时，你的头皮会感到兴奋，感到比以前轻松。

要记住，绷紧的头皮是由于精神压力的紧张引起的，而适当的按摩会使头皮放松。

适当的按摩总能使人感到舒适，而且做起来挺有趣。（图5–2）

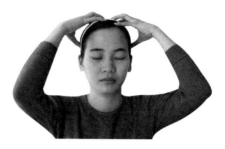

图 5-2　指压头皮

（三）仰卧按摩的具体做法

这种方法既可独自进行，也可两人合作。

1. 头低脚高地仰卧在一个斜面上，最好是在木板上。用一块胶合板，在放脚的一端垫上一摞书或几个枕头。把脚放在垫起的一端，头枕在一只小枕头上，便可开始进行。

   将手指浸在一碗金缕梅榛果液中，如果你喜欢，也可用加柠檬汁的水，两者效果相同。把湿手放在头皮上，放在前额正上方。轻缓而稳固地揉捏头皮，越过前发际线、太阳穴和鬓角，逐渐向后移动，移到头皮中心。在按摩过程中，要不断用金缕梅榛果液蘸湿手指。这部分的按摩约需3分钟。

2. 头低脚高地俯卧在斜板上，接着按摩下去。从头顶中心部分开始，逐渐移向颈部，特别是耳朵后和颅骨基部，这部分按摩3分钟。最后，分别按摩颈部两侧，以旋转动作用力挤压。每次用一只手，分别按摩颈部两侧。

③ 最后，沿颈部向下移动，移至肩部，并越过肩部往下按摩，这时你会感到极为舒服，这部分按摩4分钟。（图5-3）

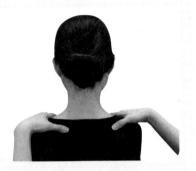

图 5-3 拿肩部

六、10分钟伴侣美发按摩术

（一）美发按摩有益健康

按摩是一项十分安全而有益于健康的活动，可经常操作。

当触及他人的头发，乃至触及自己的头发，都具有亲密的含义。按摩他人的头发时，无论是按摩者还是被按摩者，都会从中得到一种乐趣。这是一种亲昵行为。

鉴于此，只要有可能，就应请你所爱的人给自己按摩头皮。这会使你们之间的关系更加密切。它能减轻紧张感，使人舒适健康，心情愉快。

但是，要努力放松。开始时，互相按摩的双方可能感到害羞和紧张，彼此有点儿戒备。这是因为按摩本身是一种亲昵的动作。但是，只要有良好的意愿并经多次实践，就会克服羞涩感并消除顾虑，从而从中得到乐趣。

（二）具体方法

坐在一把舒适的椅子上。闭上双眼。

双手合在一起，双脚在踝骨处相交。这是减轻精神紧张的最有效最轻松的姿势。

静坐3分钟,很快你就会感到全身有一种柔和的松弛感。保持这种松弛感,忘掉当天的烦恼,忘掉家庭或工作上的难题。要放松,要想那些令人愉快的事情,或者什么也别想,要沉默,要安静。

按摩者应站在你的椅子后面的一个较舒适的地方。

他用金缕榛果液将双手蘸湿,像"仰卧按摩"中所描述的那样按摩你的头部和肩部3分钟。但是,在这套按摩中,要增强颈中部的按摩。

当开始给你按摩颈中部时,你的头要向前倾。他将拇指肚按在你的颈中部,即颅骨之下2.5厘米的地方。然后,他轻缓而稳固地旋转拇指,按摩你的颈部,长达3分钟。(图5-4)

要让他轻轻地抚摩你的头发,以完成整个按摩过程。让按摩者轻缓而柔和地将双手放在你的前发际线,并缓缓把双手向后拉,通过头部拉到颈部扣双肩。这个动作要重复5次以上。(图5-5)

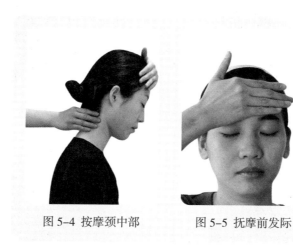

图 5-4 按摩颈中部　　　　图 5-5 抚摩前发际

如果你的头发非常干燥,则应用一种乳剂或油,来代替金缕榛果液或柠檬水。

如果你有头皮屑,则应用一种抗头垢洗液代替金缕榛果液。

按摩除了在生理学上受益,把大量血液、激素、营养物和氧气带给头皮和毛囊之外,还是减轻精神压力的一个重要手段。它能解除夫妻间或恋人间的紧张关系，具有神奇的作用。

从心理学讲，解除紧张的一种方法是消除顾虑，不论是情绪紧张，还是肉体紧张，都是这样。大家渴望和需要彼此接触。正因为如此，你有空，就找他人按摩，能大大增进彼此间的信任和友爱，同时也充满乐趣。不必害羞，这的确是生活中的一件赏心乐事，是绝对清洁而有利于健康的。

此外按摩时，应注意对头部穴位的点按，这有助于通经活络，醒脑明目，具有极高的医疗价值。（图5-6、图5-7、图5-8、图5-9）

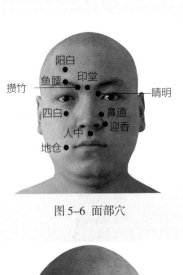

图 5-6 面部穴

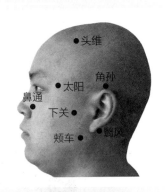

图 5-7 侧面穴

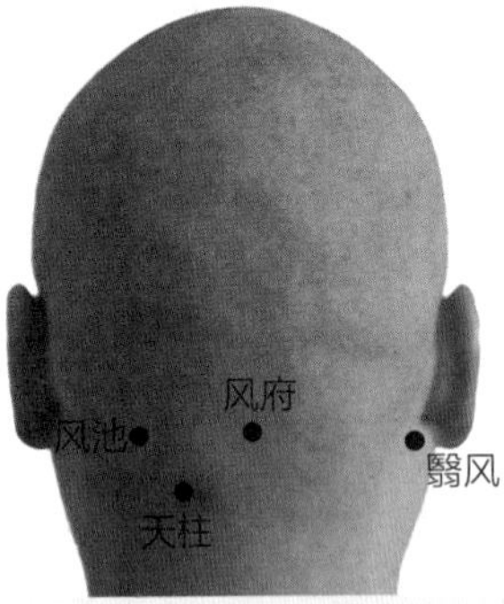

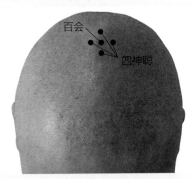

图 5-8 后头部

图 5-9 头顶部

七、10分钟头发缠结梳理术

（一）头发缠结有损发质

众所周知，在头发所有疾患中，最常见的大概要算头发的缠结了。头发处于不良状态时，总是会发生缠结。事实上，头发的状况越糟，其缠结越严重。

当头发外皮受到损伤时，则发生头发缠结。使用不合适的洗发剂，粗暴而不合理的洗发，过于用力地用毛巾擦干以及吹风过多过猛等，都能损伤头发。染发和烫发也会导致头发缠结。有时为了顺应时尚，有人倒梳头发，从发梢向发根，而不是向相反方向梳头或刷头，从而有意地造成头发缠结。倒梳头发或逗弄头发都会使头发缠结。

一般纤细的头发发量较粗硬发更多，因此比粗的头发容易缠结。

受伤头发的外皮细胞变得奇形怪状。它们不像平常那样平躺着，而是直立起来。头发之所以会缠结，是因为这些受伤的细胞彼此勾连，就像两只手上的手指互相勾结一样。

所有的头发缠结，不论多么严重，都能将它解除。首先要有耐心，其次要使用正确的方法。

（二）操作方法

当头发有缠结的趋向时，合理地洗发则显得更加重要。但不可按摩。不要用双手在整个头皮上摩擦。要适当地、动作轻缓地洗发。要好好冲洗，随即再冲洗一边，洗发2分钟。

然后，要多用护发剂将头发彻底浸透。要让护发剂在头发上保留5分钟，以便使护发剂有充足的时间浸透头发缠结的中心。接着当护发剂仍在头发上时，开始耐心地、温和地、一点一点地梳通头发。要记住从头发梢梳起，逐步梳向发根。否则会把头发拉断或连根拔出。大量施用护发剂，再轻缓地梳理，这样即可解除头发缠结，梳理2分钟。

这样梳理之后，再用轻缓的水流将头发冲洗干净，然后再冲洗一次，最后将头发彻底梳通。

八、10分钟避免头发过于干燥的自然干燥术

在家中用吹风机使头发干燥，已非常普遍。如果吹风机对着一处吹的时间太长，那里的头发就会被严重烤焦，更不必说对头皮的损伤了。因此，吹风机是通过使头发过度干燥而损伤发质的。

近些年，很多人都选择让头发自然干燥。虽然这样做有时似乎有点麻烦，但的确是避免头发过于干燥最好的方法。

让头发自然干燥是相当容易的。其做法如下：

洗发后，先用毛巾将头发轻轻拍干，1分钟；

然后轻缓地将头发梳理1分钟；

然后换一条毛巾将头发包上7分钟；

然后再将头发梳通，1分钟；

最后，置之不管，由空气使之自然干燥，效果良好。

九、10分钟健发体操

（一）全身健康直接影响着头发的健康

如果您身体欠佳，如果您饮食不良，如果您患病在身，如果您内分泌功能或新陈代谢失去平衡，如果您性生活不协调、失眠，这些都会使头发和头皮状况发生变化。

在很大程度上，头发的健美依赖于身体健康，而身体健康一部分取决于足够的体育锻炼。体育锻炼是减轻精神压力的一种最好的，而且无疑是最廉价的方法。如果锻炼得法，不仅所需空间不多——小块地板便足够了，而且花时也少，但能颇见效益。精神压力是头发不健康的主要原因，体育锻炼是治疗精神压力的良药，是通往全身健康的捷径。

（二）健发健身体操

下面几种简单的体操，每天可以在10分钟内完成，它们将带给您健康所必不可少的最起码的活力。如果您没有采取适当的健身法，那就请您坚持做这几种体操。每天进行一次良好的、简短而严格的锻炼，是一种充分重视身体和头发健康状况的训练，您可以在早晨、上午、下午或晚上做，可在家中、办公室、朋友处、公园或健身房做，在哪都没关系，关键是要做，而且每天做。

1 仰卧起坐

仰卧起坐能增强血液流速，并有助于收紧胸部、腹部和大腿部的肌肉。

仰卧平躺，双足并拢，收回双臂，在头上方伸直，上体起坐并用手触摸脚尖，或尽可能接近脚尖。

用力不宜过猛过大。开始时也许很难摸到脚尖，这不奇怪，过几天就能轻易地做到了。

开始时要做10次仰卧起坐。然后每天增加1次，直至每天增加到20次。对于普通人来说，每天20次就足够了，大约花2分钟。

2 脚举皮球

这项体操能收紧小腿和大腿肌肉，并使背部和臀部健壮。

仰卧平躺。将两臂置于身体两侧，手掌向下平放，两拇指分别触及大腿两

侧。用两脚尖夹住一只皮球，尽量高高举起，做10次，1分钟左右。（图5-10）

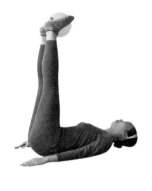

③ 触摸脚尖

这项体操有益于你的背部、腹部和大腿的肌肉。

站立，两腿分开60～90厘米，双臂举向头上空，两拇指相勾连，双腿挺直，弯腰，用勾连着的双手去触摸左脚。（图5-11）

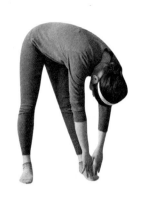

图 5-10 脚举皮球　　　　　图 5-11 触摸脚尖

恢复直立，再次弯腰，这次触摸右脚。交替触摸双脚，每只脚触摸10次。逐渐地每天增加弯腰一次，直至每只脚触摸20次，1分钟左右。

④ 俯卧撑

俯卧撑对双臂、胸部和腹部肌肉都是十分有益的，并能很快使肩部和颈部强壮起来。

俯卧，双手按地，离头部两侧数十厘米，做6个俯卧撑，每3天增加1个，直至增加到每天做20个，花时1分钟。

⑤ 原地慢跑

凡是对腿部有益的运动对心脏就有益，而对心脏有益的运动就非常有益于头发。慢跑对腿部、心脏和头发都是有益的。

适度地慢跑5分钟。

开始时要慢慢地跑，然后，每过几步就增加些速度。起跑时就开始数步数。初跑时以每分钟100步为宜，或每分钟跑500步。每周增加50步。6周后，每5分钟可跑800步。长期坚持，将使你身体健康，精力充沛。

6周之后，跑完100步可逐渐抬高膝关节跑，直至达到腰部的高度。跑5分钟就足够了。（图5-12）

十、10分钟柠檬汁美化头发

每个人多多少少会有一点头皮屑，但是突然变得很多，或者一大块一大块地落下时，就必须注意了，如果不及时治疗，可能变成脱发症。头皮屑掉落在肩膀上，看起来不干净，也不美观，所以洗发的同时要注意头皮的清洁。

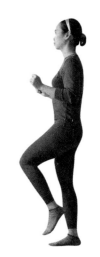

图 5-12 原地慢跑

在以下几种情况下可以用柠檬汁护发：

1　护发　　洗发后不要用润丝精，在养发油内滴入5~6滴的柠檬汁，揉匀后抹在湿发上，以热毛巾包裹，10分钟后取下毛巾，再用温水轻轻洗一遍即可。每个月至少洗一次。

2　染发　　有的人欣赏乌黑发亮的头发，有的人却喜欢略带褐色的秀发。不必为了想拥有褐发而去染发，那样不但不自然，而且会损伤发质。使用柠檬即可不必担心。柠檬有漂白作用，对于头发和头皮的刺激性又小，能很温和地脱色。方法是洗发时，把柠檬汁抹在头发上，并以热毛巾包裹10分钟，用温水快速地冲洗一遍。

3　油质头发者　经常感到头发黏黏的，便可用柠檬汁做润发精。在洗脸盆内装1/3的水，加入半个柠檬汁，抹在头发上，10分钟后用温水洗去。经过数次后，便能有一头质软飘逸的秀发了。

Appendix

附录

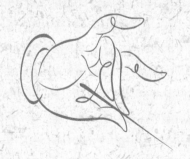

附录一　化妆品

自古以来，能美化容貌的化妆品，一直为人们所重视。俗话说："三分相貌，七分妆饰。"用化妆品来修饰、美容，则是女性的一门必修课。化妆品不仅能修饰、美化容貌，而且具有清洁皮肤，防治皮肤病，防裂、防晒，增强皮肤营养和防止紫外线对人的辐射作用。因此，人们，特别是广大妇女非常喜欢使用化妆品。化妆品已成为妇女生活的必需品。

目前我国生产的化妆品种类繁多，应用的原料也很复杂，大致分成如下几种：

（一）护肤膏霜类化妆品

膏霜类化妆品的共同特点是保护皮肤不受外界湿度、温度变化的刺激，以保护皮肤健康和防止皮肤衰老，它可用于对碱性敏感的皮肤。粉质的膏霜还有使皮肤变白的作用。水质膏霜可适用于一般皮肤。油质膏霜则适用于干性皮肤。乳液类是乳化型的液体膏霜，有含油分多的"油包水型"和含油分少的"水包油型"。此类化妆品使用简便，涂敷均匀，很容易紧贴皮肤而无油腻感觉。

（二）发用化妆品

为了保养头发，美化头发，人们常用各种发用化妆品。

①香波

香波的主要原料是十二醇硫酸钠，制得的香波有膏状和液状两种。香波主要用于清洗头发，洗后能使头发增加光泽，变得柔软。

②　发乳

是由单硬脂酸醋或羊毛酸醋和蜂蜡等多种原料乳化而成。使用发乳，可以防止头发的水分蒸发和发干断裂，保养头发，使头发能保持乌黑发亮。

③　发油

它是以矿物油为原料加入适量香精调配成的。它能起到滋润头发的作用，经常使用发油可以使头发光滑、整齐、柔软，有利于头发健美。

④　发蜡

是以凡士林为基本原料，再加入香料制成，它的使用对象是男子。用发蜡擦头，能使头发整齐、发亮，固定发型，是保养头发的佳品。

⑤　固发胶

是由N-聚乙烯吡咯烷酮制成的溶液，再加入高级香精配制而成。把固发胶涂在头发上，能使头发不受风吹的影响，而保持自然光亮，还不沾尘土，防止阳光辐射，而使头发不变色，不变枯。

⑥　冷烫精

它的主要成分是硫化乙醇酸铵，是妇女用来烫发的一种冷烫剂。冷烫精使用方便，节省工具和电力，卷发效果好。

⑦　染发水

大都采用国产助染剂制成。它可以把白发、黄发染成自然黑色，是美化头发的理想化妆品。

（三）修饰类化妆品

通常使用这类化妆品，可以使人更加秀丽、俊美。

1 散粉

是由极细的各种粉料加以色素和高级香精制成的。它也是妇女日常使用的主要美容佳品之一。香粉可以保护皮肤不受大气和高温的刺激，还能防止灰尘和遮盖脸上的微小缺陷，使面部显得粉白，并溢发香气。

2 粉底液

其原料以甘油为主，粉料约占20%。香粉蜜除了具有雪花膏的相同功能外，还有搽粉的作用。因此，不仅妇女可以使用，有些男青年也可以适量使用。

3 腮红

它的原料同香粉基本相同，但色料用量比香粉多，而香精用量却比香粉少。妇女可根据自己的皮肤颜色和个人的爱好，选用不同深浅颜色的胭脂。使用胭脂后，能使面部颜色粉红，而显得俊美、好看。

4 口红

是用精炼的油脂、蜡混合后，再加入无毒染料、高级香精等精制而成。口红是妇女主要美容用品之一。涂用口红可使唇色鲜明、唇线活泼，给人以轻松的感觉，与白皙皮肤相映，使人感到格外俊美。同时口红还有润唇和营养的作用。

5 粉饼

它是由粉料加香精，胶料加防腐剂复合而成。粉饼是一种高级的扑脸用粉，已不仅能保护脸部皮肤，使之白嫩、光泽，而且又散发诱人的香气。因此它是旅游的主要化妆品，妇女结婚，参加盛会，欢度假日时使用粉饼，会为你的面容增添美的魅力。

6 指甲油

主要原料是溶剂和色素加珠光粉制成。它是妇女涂染指甲的美容修饰品之一。

（四）卫生类化妆品

人们在夏天，常常喜欢使用花露水、香水精、爽身粉等卫生类化妆品。这些卫生类化妆品不仅可以解除人们身上的一些不适感觉，还能促进皮肤的生理功能，有的还具有避蚊和杀菌的作用。

1 花露水

是由酒精、蒸馏水和高级香精配制而成的。使用花露水，能给人们以凉爽舒适的感觉，并有杀菌、消毒、止痒和防蚊的效果。因此，不管妇女、儿童，都可以使用。

2 香水

利用香精和酒精配制而成。主要用于人体消臭，能使人焕发精神，消除疲劳，是一种颇受青年欢迎的卫生用品。

3 爽身粉

它是在微细的粉料中加入清凉剂与杀虫剂，是一种夏季使用的卫生用品，具有防止痱子生长的功效，男女老幼都可以使用，搽后使人感觉轻松、凉爽。

4 薄荷膏

用薄荷和桉叶为主要原料制成，涂上后具有凉爽舒适之感。当人们头昏脑涨时，可以在额上涂上一层薄荷膏，使人感到清凉、振作。

（五）营养类化妆品

营养类化妆品因为含有营养物质，具有促进皮肤新陈代谢、延缓衰老的作用，因此可以恢复皮肤的功能。

1 人参霜

人参霜是将人参有效成分提炼后，配上细腻膏体制成，它是高级营养化妆品之一。人参霜具有保护皮肤和治疗皮肤疾病的特效，特别是对面部病毒有较强的消炎解毒作用。长期搽用，可以增强表皮细胞活力，防止细胞衰老。

2 珍珠霜

珍珠霜是选用珍珠粉和其他营养皮肤的高级原料精制而成。长期使用珍珠霜，通过皮肤的表皮细胞吸收其营养成分，能增强细胞活力，促进细胞的新陈代谢，因而能消除皮肤暗疮，保护皮肤，防止衰老。

3 银耳霜

它是选用高级银耳及其他贵重药物精制而成。银耳中含有人体内不可缺少的微量元素，可通过人体表面皮肤的细胞而吸收，因此银耳霜对改善皮肤营养，增强细胞活力，有显著效果。

4 减皱霜

它是采用名贵的灵芝和多种维生素制成。减皱霜能促进皮肤新陈代谢，增强血液循环，减慢皮肤衰老，增白柔嫩，减轻皱纹，因此，它是理想的美容用品。

（六）功能类化妆品

把针对某种皮肤问题的成分加入化妆品中，使化妆品针对这种皮肤问题的作用更强，因此功能类化妆品也深受广大妇女的欢迎。

①　粉刺霜

含有多种精制药物及高碳醇类制成的润滑细腻膏体，也有用丹参等中草药提炼复合而成。粉刺，也叫青春痘，青年人常为自己脸上的青春痘苦恼，治疗粉刺也成为广大青年的迫切要求。这种粉刺霜对粉刺的消除疗效较好，同时还能祛减湿疹和花斑癣，对保护青年的皮肤有良好作用。

②　防裂膏

它是采用多种矿物、植物油和含有刺激血液循环和消毒作用的药物制成。防裂膏能滋润皮肤，防止皮肤粗糙和开裂，一般多用于手部皮肤上。

③　奎宁水

是由微量药用奎宁和能消除头皮屑的药品配成，一般洗头后使用，具有止痒和消除头皮屑的作用。

④　止痒水

本品是采用止痒药物和薄荷脑制成，具有消除皮肤疹痒的作用，还具有杀菌、消毒的作用。

⑤　痱子粉

痱子粉是由防治痱子的药物，如升华硫和薄荷脑、滑石粉制成，浴后搽之可减轻刺痒，减少红肿，有防止痱子生长的功效。

（七）特殊类化妆品

① 眼影化妆品

眼影化妆品是用阴影来塑造人的眼睛轮廓，用深色眼影化妆品抹在眼褶上，再在眉骨上搽上浅色眼影化妆品，使双眼看起来炯炯有神。

② 睫毛化妆品

睫毛化妆品是在明亮、秀丽的大眼睛基础上，使之再配上长长的睫毛，使睫毛修整和卷曲，也可促进睫毛生长。

附录二　美肤食品

生活中还有许多食品，如果选择使用恰当，外涂可美肤，内服可养颜。

1 ▶ 将蛋黄1个，油、蜂蜜各1勺，面粉和水各适量，调成软膏状，搽面，能使粗糙皮肤变得光滑细腻。

2 ▶ 将柠檬汁与润肤霜混合，按摩面部，再敷片刻热毛巾，能使面部肌肤柔嫩。

3 ▶ 将黄瓜切成薄片敷在清洁的面部上，10分钟后清洗面部，能使肌肤娇嫩润滑。

4 ▶ 取黄瓜1块，加适量牛奶共煮，冷却后涂抹皮肤，2～3天1次，能使皮肤白皙。

5 ▶ 取番茄汁加适量蜂蜜涂搽皮肤，能使皮肤细嫩。

6 ▶ 取蛋白1个，柠檬1个（挤汁），蜂蜜、面粉各适量，调成糊，每次敷在脸上1分钟左右，能使皮肤光泽。

7 ▶ 取桂圆肉25克，加适量水，用小火煎2分钟即成，每天服1次，能养颜悦色。

8 ▶ 取大枣30枚，几片葱白，加适量水，用小火煎至原水量的一半时饮用，每日1次，能养颜悦色。

9 ▶ 取醋和甘油以5：1的比例混合成的液体洗搽脸部，每天早晚各1次，能使粗糙、灰黑的皮肤细腻白嫩。

10 ▶ 把刚泡好的新茶滤去茶沫，加1勺红糖，用面粉调匀，敷面部，待20分钟左右，再用温水洗去，每天1次，能使皮嫩光滑。

11 ▶ 常吃生番茄，使面部红润娇艳。

12 ▶ 将脸洗净，把甜菜汁（或石榴汁、樱桃汁）涂前额和面颊，待甜菜汁稍干后，涂一层薄薄的雪花膏，每天1次，能使脸颊肤色红润。

13 ▶ 用刀背将鸡肉拍烂，撕成丝，加几个蛋清，拌匀，和适量玉米面一起放入锅内，加水，小火慢慢煮至熟，食肉饮汤，能润肌泽肤。

14 ▶ 香菜30克，小苹果1个，油菜100克，共放压榨机内取汁，再加半个柠檬（绞汁），得250毫升汁液饮用，可使皮肤健美。

15 ▶ 香菜40克，芹菜50克，小苹果1个，共放压榨机内取汁，再加1/4个柠檬（绞汁），得170毫升汁液饮用，可使容颜焕发。

16 ▶ 油菜100克，1个中等大小苹果，香菜50克，共放压榨机内取汁，再加1个柠檬（绞汁），得200毫升汁液饮用，能使皮肤光滑细腻。

17 ▶ 用薏苡仁100克，加360克黄酒或葡萄酒，装瓶贮藏1周。将脸、颈清洗干净，用酒涂擦面、颈，可使皮肤白皙生辉。

18 ▶ 将杏仁先放在热水中浸泡2小时，然后磨细，做成敷面剂，敷在脸上（避开眼、鼻、口、发际），过20分钟取下，用温水洗净，再搽上营养霜。每周1次，可使面部光润细滑。

19 ▶ 将香蕉捣碎，溶于橄榄油（或麻油）中，制成敷面剂敷面，20分钟后取下，以温水洗净，此方可使皮肤柔软清新。

20 ▶ 先将栗子200克制成粉，红枣8枚去核，桂圆肉10克加水适量，共煮30分钟，再放栗子粉调匀，最后加蜜糖食用，能使脸色红艳，头发黑润。

21 ▶ 将羊肉200克切片，放入锅内爆炒出香味，加调料和水煮15分钟，再把葱、姜等调料捞出扔掉。另将鸡爪5只，荔枝干6个放入水中煮约20分钟后，再把栗子肉200克和羊肉放入，共煮40分钟即可食用，能使脸部红艳，头发黑润。

附录三　美肤烹调

（一）养颜豆腐鱼汤

原料 鲫鱼500克左右，豆腐2块。

配料 萝卜、花生油各少许，酱油、精盐、味精、料酒、葱、姜、胡椒面、香菜、清汤、麻油各适量。

做法 ❶ 把鱼去掉腮和内脏，刮洗干净。在鱼身两侧划上斜十字花。

❷ 把萝卜切丝，豆腐切小块，再把姜切片，香菜切末。

❸ 勺内放入清水，烧热，把鱼放入热水中略烫，捞出。把萝卜丝和豆腐块分别放入清水中浸洗一会。

❹ 勺内放油，烧热，加葱、姜、料酒烹锅，再加入胡椒面、清汤和精盐。汤沸时，把鱼下勺，加入萝卜丝和豆腐块，用慢火炖。待汤汁炖去1/3时，拣去葱、姜，淋入麻油，撒入香菜末和味精，即可出勺。

特点 汤白、鱼嫩、味鲜，清而不腻。

功效 常食养颜健体。

（二）美颈脆爆海带

原料 水发海带300克。

配料 豆油或花生油500克（耗油50克），面粉25克。

水淀粉少许。酱油、精盐、白糖、醋、料酒、蒜泥、麻油各适量。

做法 ❶ 把水发海带洗净，切成斜三角块。

❷ 把面粉放在碗内，加少许水，搅成糊状。把海带块用面粉挂好糊。

❸ 勺内放油，烧热，把挂糊的海带块放入油勺中炸，待海带块外面的面糊炸干时捞出。等油勺再热之时，把炸过的海带放入油勺中，炸至海带块外面的面粉糊呈黄亮色泽时，捞出。

❹ 倒出勺内的油，约留15克，倒入用酱油、精盐、白糖、醋、料酒、蒜泥等调好的汁水，烧开，用水淀粉勾芡，把炸好的海带块倒入勺中，颠翻3~4次，淋入麻油，即可出勺。

特点 此菜质脆爽口。

功效 防治"甲状腺亢进"引起的粗脖子病。

（三）清热除斑汤

原料 瘦肉150克，鲫鱼500克，紫草5克，淡竹叶、莲子各15克，灯心草10克，红枣8枚。

配料 生姜片20克，精盐、花生油各少许。

做法 ❶ 先将紫草、淡竹叶、莲子、灯心草、红枣略洗，然后放入砂锅中，加适量清水熬半小时。

❷ 把鲫鱼收拾干净，将瘦肉、姜片同锅烧滚，改中火煮约40分钟，以盐、油调味即可。

特点 既可饮鱼汤，又可食鱼肉。

功效 此汤有清热和胃、清补之效。少女常饮不易生暗疮、雀斑等，还可增强皮肤抵抗力。

（四）乌发美人

原料 黄鳝500克，首乌、花旗参各9克，黄精6克。

配料 生姜24克，大葱段30克，米酒、精盐、花生油各少许。

做法 ❶ 先将何首乌等中药用5碗水熬至2碗，约熬50分钟，隔除渣，汤汁盛好备用。

❷ 锅烧热，爆香姜片、大葱，放入精盐及切段的黄鳝，淋入少许米酒；然后把爆香的黄鳝段倒入中药熬成的汤汁之中，同炖30分钟左右。

特点 补而不腻。

功效 此方有补脾益气、补肾行血、养发荣发之效，故称之为"乌发美人"。

（五）独我红颜

原料 鹌鹑蛋10个，草莓3个，桑寄生9克，去核红枣4枚，桂圆肉9克，怀山药12克。

配料 冰糖适量。

做法 ❶ 将鹌鹑蛋煮熟，剥完备用。草莓每个分切3块。

❷ 将桑寄生、红枣、桂圆肉、怀山药加8碗水熬约1小时。去渣留汤；再放入鹌鹑蛋、草莓，加冰糖煮滚10分钟，即可。

特点 补血活血。

功效 常饮此汤，可令女性充满活力，肌肤白里透红，异常娇美。

（六）红颜汤

原料 大白菜心2个（约250克），红枣8个，牛奶半杯，鸡蛋1个。

配料 米酒、精盐、葱花各适量。

做法 ❶ 将白菜心洗净，切成约5厘米长段，用沸水氽过捞出，备用。

❷ 将红枣放入，入清水两碗熬半小时，至剩一碗水时，将牛奶、精盐、米酒、葱花放入，待滚沸后再放进白菜心，再滚沸时打入鸡蛋，用筷子迅速将蛋搅做成蛋花，即成。

特点 味美汤鲜，补而不腻。

功效 补血养颜，润肤。

（七）明珠汤

原料 夜香花90克，猪肝、瘦肉各60克，鱼肉30克，榨菜少许。

配料 花生油、精盐、砂糖各适量。

做法 ❶ 先将猪肝切片，瘦肉剁碎，鱼肉切片，分别用配料调好。

❷ 将水3碗煮沸，下剁碎瘦肉滚约20分钟，然后放进夜香花，候滚起，再加鱼片、猪肝滚沸，撒下切碎的榨菜，即时出锅。

特点 清甜可口，老少咸宜。

功效 常食可以明目，使眼睛清亮而有神采，故曰"明珠汤"。

（八）荷香飘春彩

原料 水鸭1只，猪骨250克，莲叶6克，生、熟薏苡仁各9克，生地黄5克，粳米15克，怀山药15克，黄花12克。

配料 生姜2片，粗盐少许。

做法 ❶ 先将原料中的药材用6～8碗清水熬约1小时，然后滤出汤汁去渣。

❷ 将中药汤汁煮沸，把收拾干净之水鸭、生姜片、猪骨放入，再滚40分钟，以盐调味，即可出锅。

特点 汤鲜肉香。

功效 此汤滋阴清补。女性发育期常食用可使皮肤抵抗力增强，光滑而润泽，焕发青春光彩，故名"荷香飘春彩"。

（九）爱情蜜汁

原料 燕窝9克，蜜枣6枚。

做法 将燕窝用清水泡开，除去杂质，然后与蜜枣（去核）同放进锅中，加3小碗水煮成1碗。

功效 有养容颜、去皱纹、使皮肤光润之效。

（十）红枣汁

原料 雪耳250克，红枣6校，陈皮9克，鸡蛋1个，砂糖少量。

做法 ❶ 先将红枣去核，与雪耳同煮半小时，然后加陈皮再煮15分钟，加入砂糖。

❷ 将鸡蛋打入碗中，用煮好的红枣雪耳陈皮汤（滚沸）冲入，候凉即可饮用。

功效 女性常饮此品，可使声音清脆甜美。

（十一）金莺露

原料　山楂12克，金银花3克，赤小豆250克，冰糖60克。

做法　先将山楂、金银花同煮30分钟，水倒出与赤小豆同煮，至赤小豆熟烂，加冰糖，即可出锅。

功效　开胃、健胃、养颜。

（十二）健肤美颜露

原料　新鲜成熟木瓜、砂糖、鲜牛奶适量。

做法　热饮：将木瓜（量随自己）切成粒，兑1/2水，放少量冰糖一起煮，待滚沸后搅烂木瓜，并加入鲜奶，待汁液再滚后倒出，即成。

冷饮：将鲜木瓜榨汁，然后将经煮沸凉透的鲜牛奶倒入木瓜汁中混合，加少量砂糖，即可饮用。

功效　美颜、健肤，常饮可使肤色红润。

（十三）杏花美容露

原料　杏仁9克，桂花6克。

做法　将杏仁捣碎，用一碗水煮滚，隔出渣，再放进桂花，待再滚后出锅，即成。

功效　常饮使头发乌亮，容颜清丽。

附录四　乌发养发食品

（一）黑芝麻炒面

将面粉500克，黑芝麻150克，分别微火炒熟（黑芝麻炒好后要碾成粉状），然后掺和一起拌匀晾凉存放。每日早晚，可用开水冲服这种炒面当稀粥喝。也可将炒好的黑芝麻粉配上等量白糖，终日早晚用温开水调服，还可将其冲入牛奶、豆浆或稀饭内同吃。

（二）黑芝麻酱

把黑芝麻炒热，放入小磨内，加入适量开水，边加边磨。磨好的酱，加少量盐放锅内熬一会即成。食用时，可夹在馒头或烙饼里，也可在吃面条时食用。

（三）糖酥核桃

把生核桃仁放锅内用温火炒热（烤熟、炸熟也可）。然后，在另一个锅里放适量糖（一般每500克核桃仁用白糖200克），加水熬至糖微黄，再倒入核桃仁，撒上糖粉搅拌，待凉后即可食用。

（四）炒黑豆

将黑豆筛选干净，微火炒熟，每日食用数次。或者将黑豆洗净，经九蒸九晒后服用。每次服10克左右，嚼碎用淡盐水送下，日服2次。

（五）鸡油青菜蛋花汤

将鸡油脂洗净（最好用乌鸡油），入锅加盖急火蒸至溶化，滤去渣即为鸡油。鸡油可代替香油淋在制好的汤菜上。拌凉菜时，也可放入鸡油。

（六）黑芝麻龙眼肉

取黑芝麻适量，炒热碾末，装入龙眼肉内，每日食5粒。或将黑芝麻加少许糖清炖，做成芝麻糊，每天2杯。

（七）首乌芝麻膏

将制何首乌、茯苓各200克，当归、枸杞、菟丝子、牛膝、补骨脂、黑芝麻各50克，共置锅中，加适量水浸泡发透，再加热煎煮。每20分钟煎液1次，加水再煎，共取煎液3次。合并3次煎液，先用大火，后用小火将煎液浓缩。待煎液稠黏如膏时，加入成膏量1倍的蜂蜜，调匀，再加热至沸，停火。冷却后装瓶备用。每次1汤匙，以沸水冲化饮用。每日2次。

（八）首乌生地汤

取何首乌、生地各16克，女贞子、旱莲草各13克，水煎服，每日1剂。

（九）首乌黑豆汤

取女贞子、何首乌各15克，旱莲草9克，黑豆30克，水煎服。

（十）首乌鹌鹑蛋

取鹌鹑蛋2个，何首乌30克，生地15克，加水共煮。蛋熟去壳，放入汤中再煮一会儿，去药，食蛋饮汤。

（十一）桑葚芝麻汤

取桑葚20克，何首乌、女贞子各12克，黑芝麻20克，用水煎服。

（十二）芝麻大米粥

取芝麻25克捣碎，大米（随食量而定）淘洗净，加适量水煮成粥，经常佐餐食用。

（十三）芝麻海带粉

黑芝麻500克，炒香，研末，加250克海带粉拌匀，加蜂蜜适量，每天1～2汤匙，久服有良效。

（十四）莴苣汁

将莴苣汁150～200克，胡萝卜、苹果各1个，共放压榨机内绞汁，再放入1/6个柠檬所捣取的汁，调匀分次饮用。

附录五　改善皮肤的食品

（一）使干性皮肤细柔光润的食品

1 取蛋黄1个，橄榄油1勺，加面粉、鲜奶各适量，拌成糊状，敷面部，每天1次。

2 取蛋黄1个捣碎，敷面部，待干后洗去，每天1次。

3 取香蕉1个，捣成糊状，敷在面部，干燥10分钟左右时洗去。

4 用鲜牛奶（或奶粉调成的奶）在面部涂一层，1刻钟左右洗去，每天1次。

⑤ 将2勺玫瑰香精与4千克蒸馏水混合（或把玫瑰花瓣浸在1千克水中），摇匀，清洗脸部，每天1次。

⑥ 取芝麻（略炒），白糖各适量，捣烂，用开水冲服。每次2勺，每天2次。

⑦ 用牛奶及乳状牛油混合均匀，制成敷面剂，敷于面上，20分钟后取下。用温水洗干净脸，并按摩面部，此方可使干燥的皮肤滋润光滑。

⑧ 将打好的蛋黄和橄榄油（或花生油）混合均匀，制成敷面剂敷面，敷在眼角、前额、颈部，15分钟后取下，再涂上已打好的蛋清，15分钟干后用温水洗净。此方对干燥起皱的皮肤有效。

（二）使油性皮肤白皙细嫩的食品

1

取中等大小的胡萝卜和苹果各1/2个，香菜20克，共放压榨机内取汁，再加柠檬1/8个绞汁，得汁280毫升，饮用。

2

将柠檬汁1勺，蛋清半个，面粉适量拌匀，敷面部，每天1次。

3

将牛奶和麦片粥拌匀，涂在脸部，一刻钟后洗去，再往脸上喷些凉水揩干，每天1次。

4

将6片酿酒用的酵母（或两勺酵母粉）捣碎，加1勺酸乳酪，拌匀，敷脸部，20分钟后洗去，每天1次。

（三）使中性皮肤光滑柔嫩的食品

1 将1勺微温的蜂蜜同1/3勺的柠檬汁混合均匀，涂脸部，保留半个小时后洗去，每天1次。

2 取蜂蜜、酸乳酶各1份拌匀，涂在事先用水打湿的脸部，1刻钟后洗去，每日1次。

3 用凉奶油隔天1次按摩皮肤，按摩完，中性皮肤可用凉水洗净，油性皮肤用肥皂加凉水冲洗。

4 将柠檬汁、水各1份混合，用棉球蘸汁涂脸部，每天1次。

5 将开水烫过的莴苣叶敷面，每天1次。

6 将草莓切成片，敷脸上10分钟左右，每天1次，能滋调皮肤，如再搽适量鲜牛奶，效果更好。

7 取酸奶、蜂蜜、面粉各适量，调和拌匀，敷面，10分钟后洗去，每天1次，能使皮肤柔美光润。

（四）消除面部皱纹的食品

1. 取人参5～10克，先用冷水浸泡数小时后，加热煮沸，再用小火煎1小时以上，温服，一般可煎2～3次，最后连汁、渣一起服下。

2. 取人参5～10克，先用冷水浸泡数小时，再用小火与鸡肉一起煎炖1小时，温服，一般可煎2～3次，最后连汁、渣一起服下。

3. 将丝瓜绞汁与酒精、蜜糖混合，涂汁液于肌肤，干后用清水洗净。

4. 将1个鸡蛋搅打起泡，把蛋液敷在脸上，干后再敷，如此反复几次，

10分钟左右洗去蛋液，再搽含有维生素E的面霜。

⑤ 每天服莲子10枚，能去眼角过早出现的皱纹。

⑥ 将橘皮捣烂浸入酒精内，并加入适量蜜糖，放一周后取出，涂抹皮肤。

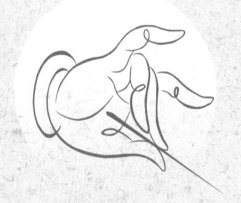